2-16o
21

Diät bei Verstopfung

(Obstipation)

*Genussvoll und
gesund essen*

Herausgegeben von:

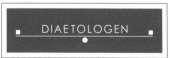

Verband der Diaetologen Österreichs

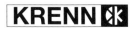

Wir bedanken uns für das zur Verfügung gestellte Porzellan bei:

Rosenthal Österreich
A-1010 Wien, Kärntner Straße 16
Tel. 01-512 39 94
Fax 01-512 14 66
E-mail: office@rosenthal.at

Ein besonderer Dank gilt auch Herrn Anton Frühwirth, der mit seinem küchentechnischen Fachwissen und seiner Kreativität beim Entstehen des Rezeptteiles mitgewirkt hat.

Titel: Verband der Diaetologen Österreichs – Diät bei Verstopfung

© 2006 by Hubert Krenn VerlagsgesmbH / Wien
www.hubertkrenn.at

Lektorat: Mag. Anke Weber, Inge Krenn

Fotos: Fotostudio Riedmann

Rezeptkoordination und Foodstyling: Anton Frühwirth

Umschlag, Layout und Satz: Peter Furian und Georg Michael Thellmann – www.furian.at

Druck und Bindung: Druckerei Theiss GmbH, A-9431 St. Stefan

ISBN 3-902351-86-1

Inhalt

■ Vegetarische Hauptspeisen 51

■ Hauptspeisen mit Fleisch ... 61

■ Hauptspeisen mit Fisch 73

■ Desserts 85

Ernährung bei Stuhlverstopfung

Bis zu 30 % der Frauen und bis zu 20 % der Männer leiden in den Industriestaaten an Verstopfung. Häufig wird dieses Problem durch Selbstdiagnose und den Griff zu Abführmitteln behandelt. Dadurch entsteht ein Teufelskreis, da sich der Darm sehr schnell daran gewöhnt, träge wird und sich immer wieder verstopft. Die häufigste Ursache der Stuhlverstopfung liegt in falschen Ess- und Trinkgewohnheiten. Durch Unterdrückung des Stuhlganges und mangelnde körperliche Bewegung wird die Verstopfung noch verstärkt.

Dieses Buch soll Ihnen wichtige praktische Informationen geben, wie Sie Ihre Darmtätigkeit durch richtige Ernährung wieder normalisieren können.

Im sehr anschaulichen Rezeptteil erfahren Sie, wie Sie die Theorie in die Praxis umsetzen können, ohne dabei auf schmackhafte und abwechslungsreiche Gerichte und Gaumenfreuden verzichten zu müssen.

Viel Erfolg und Freude beim Ausprobieren der Gerichte wünschen Ihnen

Anna Maria Eisenberger und Andrea Hofbauer

Andrea Hofbauer
(Diaetologin, 1.Vorsitzende des
Verbandes der Diaetologen Österreichs)

Anna Maria Eisenberger
(Ltd. Diaetologin am Univ. Klinikum Graz)

Nahrung ist die erste Medizin

Wissen Sie was Diaetologen ausmacht?

► *Nur Diaetologen ...*

... dürfen sich Diaetologen nennen.

... sind gesetzlich befugt sowohl Gesunde als auch Kranke ernährungstherapeutisch zu betreuen.

... übersetzen anerkannte Ernährungswissenschaft und -medizin in die Praxis.

... sind die Experten im Bereich der professionellen Ernährungstherapie und Diätetik.

... sorgen für eine ausgewogene Lebensführung, indem sie die Ernährungstherapie auf die individuellen Bedürfnisse anpassen.

... verfügen über ein umfassendes ernährungsmedizinisches Wissen am Puls der Zeit.

... leisten im Bereich der Ernährung und Diätetik einen wesentlichen Beitrag zur Gesundung und Gesunderhaltung der Menschen.

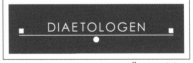

DIAETOLOGEN

Verband der Diaetologen Österreichs

Grüngasse 9/Top 20 · A-1050 Wien
Telefon 01-602 79 60 · Fax 01-600 38 24
E-mail: office@diaetologen.at
Homepage: www.diaetologen.at

„Wer nicht genießt, wird ungenießbar."
(Konstantin Wecker)

Ärzte sprechen üblicherweise von einer Verstopfung bei weniger als drei Stuhlgängen pro Woche. Für Patienten stehen häufig andere Beschwerden, wie starkes Pressen beim Stuhlgang, harter Stuhl, oder ein Gefühl, als ob sich nach dem Stuhlgang der Mastdarm nicht komplett entleert hat, im Vordergrund. Auch Folgebeschwerden einer Verstopfung, wie Bauchschmerzen oder Übelkeit, können die Lebensqualität deutlich einschränken.

Die Ernährungsweise kann zur Verstopfungsneigung beitragen. Eine ballaststoffarme Ernährung, die besonders von älteren Patienten aufgrund des geringeren Aufwandes für die Kautätigkeit vorgezogen wird, trägt zur Verstopfung bei. Auch wenn z. B. aufgrund von Schluckstörungen kleine Mahlzeiten eingenommen werden, unterbleibt eine ausreichende Stimulation des Entleerungsreflexes. Schließlich führt auch mangelndes Trinken, z. B. aufgrund einer Koordinationsstörung der Schluckmuskulatur, wie sie speziell bei bettlägerigen alten Menschen auftreten kann, zur Verstopfung.

Bei der Behandlung der Verstopfung ist zunächst zu überprüfen, ob Medikamente, die zu einer Verstärkung der Verstopfung beitragen können, in ihrer Dosis reduziert oder durch andere Medikamente ersetzt werden können. Weiters soll ein Flüssigkeitsmangel, z. B. bei fiebernden bettlägerigen Patienten, vermieden werden. Eine ausreichende Zufuhr von Ballaststoffen – Obst, Gemüse, Vollkornprodukte – ist empfehlenswert, soferne diese vertragen werden. Ballaststoffe werden nämlich aufgrund von Blähungen von vielen Menschen nicht toleriert.

Dieses Buch bietet jenen Menschen eine Hilfestellung, die durch eine Umstellung ihrer Ernährungsgewohnheiten versuchen wollen, ihre Verstopfung in den Griff zu bekommen, und gleichzeitig auf das Genießen nicht verzichten wollen. Die Rezepte stammen aus dem reichhaltigen Erfahrungsschatz der Diaetologen und sind von jeder und jedem in der Küche umsetzbar.

Univ.-Prof. Dr. Heinz Hammer
Medizinische Universitätsklinik Graz

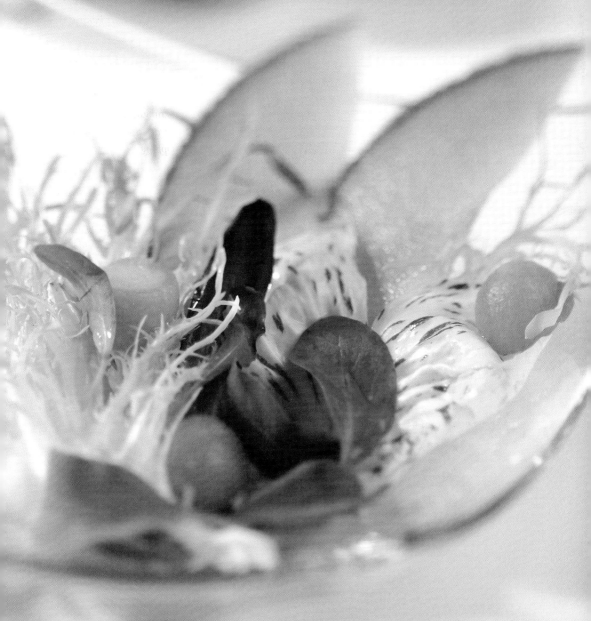

Ernährung bei Stuhlverstopfung

■ Wann spricht man von einer Stuhlverstopfung, was ist „normal"?

Die Stuhlhäufigkeit variiert von Mensch zu Mensch und kann von 3-mal täglich bis 3-mal wöchentlich als normal gelten.

In der Regel spricht man dann von einer Verstopfung, wenn der Stuhlgang seltener als 3-mal pro Woche ist.

Ca. 15 bis 30 % der Frauen und 10 bis 20 % der Männer in den Industrieländern leiden an Verstopfung.

■ Was sind die Symptome einer Stuhlverstopfung?

Bei einer Verstopfung ist der Stuhl in seiner Beschaffenheit sehr fest bis hart und kann zu großen Pressanstrengungen oder Schmerzen bei der Ausscheidung führen. Sehr häufig kommt es dadurch zu Unterdrückung des Stuhlganges und damit zur Verschlimmerung der Verstopfung. Auch ein Gefühl von unvollständiger Entleerung und ein aufgeblähter Bauch treten auf.

■ Was sind die Ursachen von Stuhlverstopfung?

Die häufigsten Ursachen sind eine Darmträgheit oder eine Störung der Beckenbodenmuskulatur, die in ihren Auswirkungen durch falsche Ernährung mit zu wenig Ballaststoffen und zu geringer Flüssigkeitsaufnahme, Unterdrückung des Stuhldranges und zu wenig körperliche Bewegung verstärkt werden können.

Seltener sind Schilddrüsenunterfunktionen, Medikamente, Zuckerkrankheit oder Darmerkrankungen die Ursache für einen „trägen Darm".

■ Teufelskreis – Abführmittel?

Durch den Stuhlgang wird im Normalfall nur ein kleiner Darmabschnitt entleert. Dieser muss um den natürlichen Stuhlreflex auszulösen, erst wieder gefüllt werden. Bei der Anwendung von stimulierenden Abführmitteln wird oft der gesamte Dickdarm entleert. Bis zum nächsten Stuhlreflex – durch Füllung des Dickdarms – vergeht mehr Zeit als gewohnt. Ungeduldige greifen wieder zum Abführmittel, um den gewünschten Erfolg zu erreichen. Wasser- und Mineralstoffverluste und ein Gewöhnungseffekt des Darms sind die Folge.

Bei osmotischen Abführmitteln tritt bei richtiger Anwendung dieser Teufelskreis in der Regel nicht ein. Eine medikamentöse Behandlung sollte daher nur nach ärztlicher Anordnung erfolgen.

■ Wie wird eine Verstopfung behandelt?

Die Behandlung der Stuhlverstopfung hängt von der Ursache ab.

Für das Funktionieren der Verdauung sind folgende Maßnahmen wichtig:

1. ballaststoffreiche Ernährung

2. ausreichende Flüssigkeitszufuhr

3. regelmäßige Bewegung

4. regelmäßige Stuhlgewohnheiten

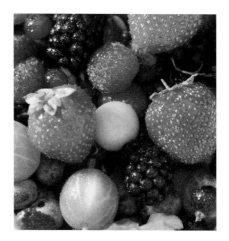

Ballaststoffreiche Ernährung

■ Ballaststoffreiche Ernährung – was versteht man darunter?

Um eine Verstopfung erfolgreich behandeln zu können, muss, sofern diese vertragen wird, auf eine ballaststoffreiche Kost geachtet werden. Ballaststoffe sind für den menschlichen Organismus nicht oder nur teilweise verwertbare Faserstoffe aus Getreide, Gemüse, Salat und Obst, die unverdaut über den Stuhl ausgeschieden werden. Sie sind notwendig für die Füllung des Darms und um seine Bewegung (Peristaltik) anzuregen und so den Stuhlgang zu regulieren.

Eine Kost mit vielen pflanzlichen Produkten erhöht die Stuhlmenge, eine fett- und fleischreiche Kost verringert die Stuhlmenge.

■ Welche Arten und Wirkung von Ballaststoffen gibt es?

Man unterscheidet lösliche und unlösliche Ballaststoffe. Zu den **löslichen Ballaststoffen** zählen Pektine (in vielen Obst und Gemüsesorten enthalten), Johannisbrotkernmehl und Guar (aus der Guarbohne).

Lösliche Ballaststoffe werden von den Dickdarmbakterien aufgespalten und dienen für diese als Nahrung, weshalb sie auch für eine gute Darmflora sorgen. Sie haben die Fähigkeit, Wasser zu binden und dieses aus dem Dickdarm in den Körper zurückzuführen. Deshalb werden sie auch bei Durchfall eingesetzt.

Zu den **unlöslichen Ballaststoffen** zählen Zellulose (Weizenkleie), Hemizellulose (Getreideschalen) und Lignin (ausgereiftes Gemüse, Getreidekleie).

Unlösliche Ballaststoffe haben die Eigenschaft, Wasser zu binden und aufzuquellen. Dadurch vergrößert sich das Stuhlvolumen, die Darmbewegung (Peristaltik) wird angeregt, und damit kommt es zu einer verkürzten Magen-Darmpassage.

▶ *Weitere Wirkung der Ballaststoffe:*

- Ballaststoffe können Gallensäuren binden und helfen somit indirekt den Cholesterinspiegel zu senken.
- Da Ballaststoffe für einen geregelten Stuhlgang sorgen, können sie Darmerkrankungen (Divertikeln, Darmkrebs …) vorbeugen.
- Sie bewirken weiters einen langsamen Blutzuckeranstieg, dies ist wichtig bei der Behandlung einer Zuckerkrankheit.
- Ballaststoffreiche Kost sättigt besser und länger (wichtig bei Gewichtsreduktion).

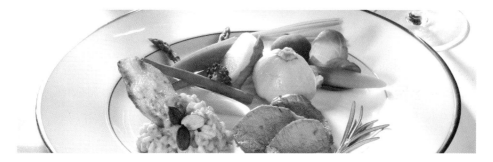

■ Wo sind Ballaststoffe enthalten und in welchem Verhältnis decken sie unseren Bedarf?

Ballaststoffe kommen vor allem in Getreide, Hülsenfrüchten, Obst, Gemüse, Samen und Kernen vor.	
Vollkornbrot, Getreide	46 %
Obst	18 %
Gemüse, Salate	14 %
Kartoffeln	12 %
Reis, Nudeln	5 %

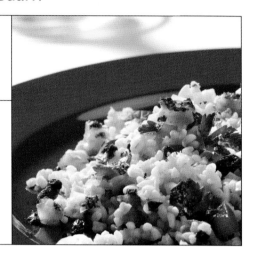

■ Wie kann die Ballaststoffzufuhr erhöht werden?

Probieren Sie, im Alltag ballaststoffarme durch ballaststoffreiche Lebensmittel zu ersetzen.

ballaststoffarme Lebensmittel	▶	ballaststoffreiche Lebensmittel
Weißbrot, Semmeln	▶	Vollkornbrote, Vollkornknäckebrote
Nudeln, Reis	▶	Kartoffeln, Vollkornteigwaren, Vollreis
Pudding, Süßspeisen	▶	Obstsalate mit Nüssen, Topfencreme mit Beeren
Biskotten, Biskuit	▶	Obsttorten, Nusskuchen
Kekse, Schokolade	▶	Vollkornkekse, Müsli, Müsliriegel
Honig, Marmelade	▶	Kräutertopfen mit Radieschen, Tomaten

■ Wie können Sie nun Ihren Speiseplan gestalten?

Essen Sie täglich

5 Portionen Getreideprodukte:

1 Portion =	1 Scheibe Vollkornbrot oder
	2 Scheiben Knäckebrot oder
	1 kleines Vollkornweckerl oder
	2 Esslöffel Trockenmüsli oder
	1 Schöpfer Vollreis, Vollkornteigwaren
	bzw. Kartoffeln.

5 Portionen Gemüse und Obst: (insgesamt 400 g):

1 Portion Gemüse =	1 Schöpfer Gemüse oder
	1 Schüssel Salat oder
	2 kleine Tomaten
1 Portion Obst =	1 mittlerer Apfel oder
	1 Schüssel Erdbeeren.

2 Portionen Milchprodukte:

| 1 Portion = | 1/4 l Buttermilch oder |
| | 2–3 Blatt Käse |

Essen Sie nur 2- bis 3-mal pro Woche

Fleisch, Wurst oder Geflügel

Essen Sie 1- bis 2-mal pro Woche

Fisch

Trinken Sie täglich

**ca. 8 Gläser Wasser, Mineralwasser,
Tee oder verdünnte Fruchtsäfte (= 2 l)**

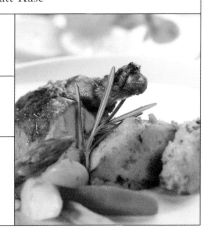

■ Welche Menge an Ballaststoffen brauche ich täglich?

Der Bedarf eines Erwachsenen an Ballaststoffen liegt bei ca. 30 g pro Tag.

Wir essen aber nur ca. 17 bis 20 g pro Tag (lt. Österr. Ernährungsbericht 2003).

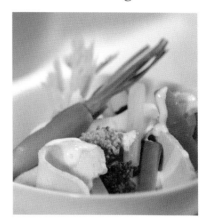

▶ *Praktisches Beispiel:*

Um sich orientieren zu können, wie eine ballaststoffreiche Ernährung aussehen könnte, finden Sie hier ein Tagesbeispiel. Die Ballaststoffmenge ist in Gramm angegeben.

Frühstück	3 Scheiben Vollkornbrot	8 g
	Butter, Honig, Tee oder Kaffee	0 g
Vormittag	1 Becher Joghurt + Erdbeeren	1 g
Mittag	Rindschnitzel	0 g
	3 Stück Kartoffeln	4 g
	1 Portion Brokkoli (200 g)	6 g
	1 gr. Port. grüner Salat	1 g
Nachmittag	1 Portion Obst z. B. 1 Kiwi	2 g
Abend	2 Vollkornweckerl	8 g
	Topfenaufstrich mit Kräutern und Radieschen	2 g
	1 Stk. Apfel	2 g
		gesamt: 34 g

■ Was ist beim Umgang mit Ballaststoffen zu beachten?

Wichtig ist, dass Sie langsam auf eine ballaststoffreiche Kost umstellen, alle Speisen sehr gut kauen und genug dazu trinken! Ansonsten kann es vermehrt zu Blähungen kommen.

■ Welche natürlichen Hilfsmittel gibt es noch gegen Verstopfung?

Wirksame Mittel gegen Verstopfung sind auch Leinsamen, Flohsamen und Weizenkleie. Wichtig ist hier der richtige Einsatz. Von Leinsamen und Weizenkleie sollten Sie nie mehr als 3 Esslöffel zu sich nehmen und pro Esslöffel auf jeden Fall 1/4 l Flüssigkeit zusätzlich trinken! Sie können sowohl Leinsamen als auch Weizenkleie einem Joghurt oder Apfelmus beimengen.

Die Dosierung von Flohsamen ist ca. 3 Teelöffel pro Tag (1 TL in 100 ml Wasser quellen lassen) und dazu jeweils 1/4 l Flüssigkeit trinken.

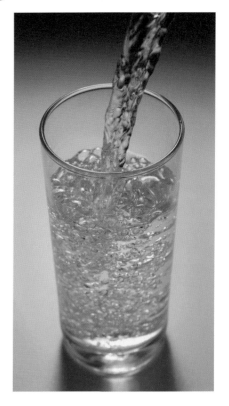

Auch Sauermilchprodukte regen die Darmtätigkeit an. Z. B.: Sauermilch, Buttermilch, Acidophilusmilch, Joghurt, Kefir etc. Davon sollten Sie täglich mindestens 1 Portion essen.

Eine weitere Möglichkeit bei Verstopfung ist, morgens auf nüchternen Magen ein Glas Wasser, Fruchtsaft oder magnesiumreiches Mineralwasser zu trinken, um den Stuhlreflex auszulösen.

Dörrpflaumen werden ebenfalls in der Behandlung der Verstopfung empfohlen. Legen Sie diese am Vortag in Wasser ein und essen Sie sie am nächsten Morgen. Sowohl die Fruchtflüssigkeit als auch die Pflaumen selbst regen die Verdauung an.

Ballaststoffe aus der Apotheke

Sollten Sie Ihren Bedarf an Ballaststoffen mit herkömmlichen Lebensmitteln nicht decken, können Sie nach ärztlicher Anordnung auch bestimmte **natürliche** Ballaststoffe aus der Apotheke probieren.

Stopfende Lebensmittel

Vermeiden Sie stopfende Lebensmittel wie zum Beispiel Bananen, Reis, Schokolade, Kakao, Heidelbeeren, Rotwein, schwarzen und auch grünen Tee.

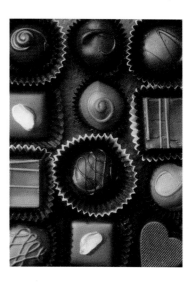

Was tun, um Blähungen zu vermeiden?

Um Blähungen zu vermeiden, ist es wichtig, langsam zu essen und gut zu kauen. Außerdem sollten Sie auf zu große Einzelmahlzeiten verzichten und stattdessen mehrere kleine Mahlzeiten über den Tag verteilt essen. Sie sind viel bekömmlicher für den Magen-Darm-Trakt.

Achten Sie darauf, beim Essen nicht zu sprechen und langsam (schluckweise) zu trinken. Sie könnten sonst Luft schlucken, was wiederum Blähungen hervorruft.

Versuchen Sie reichlich zu trinken (1,5 bis 2 l/Tag), vermeiden Sie aber kohlensäurehältige Getränke.

Bei Blähungen wirken Tees aus Kümmel, Anis und Fenchel beruhigend. 1 bis 2 Teelöffel zerstoßen, mit kochendem Wasser übergießen und 10 bis 15 Minuten ziehen lassen.

Kümmel und Bohnenkraut als Gewürz verwendet, wirkt ebenso Blähungen entgegen.

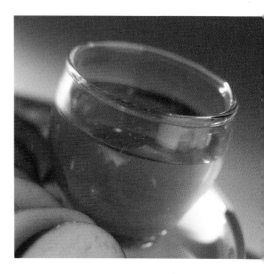

Ballaststoffgehalt von Lebensmitteln pro 100 g

	Ballast-stoffe	Haushaltsmaß		Ballast-stoffe	Haushaltsmaß
Brot			**Gemüsse roh**		
Knäckebrot	14,0	13 Scheiben	Schwarzwurzeln	4,0	1 Schöpfer
Pumpernickel	9,3	2 Scheiben	Topinambur	12,1	2 Stück
Weizenvollkornbrot	8,4	2 Scheiben	Artischocke	10,8	1 Schöpfer
Roggenvollkornbrot	8,1	2 Scheiben	Zuckerschoten	5,2	1 Schöpfer
Roggenmischbrot	7,4	3 Scheiben	Rosenkohl	4,4	1 Schöpfer
Weizenmischbrot	4,6	3 Scheiben	Karotten	3,6	2 Stück
Weißbrot	3,0	5 Scheiben	Paprika	3,6	1 kleiner
Baguette	3,0	1/3 Stück	Brokkoli	3,0	1 Schöpfer
Semmel	3,0	2 Stück	Karfiol	2,9	1 Schöpfer
			Kopfsalat	1,4	1 Schüsserl
			Tomate	1,0	1 kleine
			Gurke	0,5	1/4 Stück
Getreideprodukte			**Hülsenfrüchte**		
Haferflocken	10,0	10 EL	Bohnen, weiß trocken	23,2	1 Tasse
Popcorn, roh	10,0	10 EL	Sojabohnen	21,9	1 Tasse
Vollkornnudeln, roh	8,0	1 Tasse	Linsen, trocken	17,0	1 Tasse
Müslimischung	5,5	10 EL	Erbsen, grün	5,2	1 Tasse
Cornflakes	4,0	20 EL			
Getreidesprossen	2,5	10 EL			
Naturreis, roh	2,2	1 Tasse			
Reis, poliert, roh	1,4	1 Tasse			
Nudeln	3,4	1 Tasse			
Obst			**Samen und Nüsse**		
Heidelbeeren	4,9	4 EL	Erdnüsse	10,9	10 EL
Himbeeren	4,7	6 EL	Leinsamen	38,6	10 EL
Birne	3,3	1 kleine	Mohnsamen	20,5	10 EL
Brombeeren	3,2	4 EL	Mandeln	15,2	70 Stück
Kiwi	2,1	1 mittelgroße	Sesam-Samen	11,2	10 EL
Apfel	2,0	1 kleiner	Kastanien	8,4	17 Stück
Banane	1,8	1 kleine	Haselnüsse	7,4	70 Stück
Orange	1,6	1 kleine	Sonnenblumenkerne	6,3	4 EL
Erdbeeren	1,6	7 mittelgroße	Walnüsse	6,1	25 Stück
Zwetschken	1,6	4 kleine	Kleie	45,0	30 geh. EL
			Flohsamen	67,2	
			Leinsamen	38,6	12 geh. EL

1 Tasse = 1Kaffeetasse, 1 Schöpfer = 1 Suppenschöpfer, 1 EL = 1 Suppenlöffel
Angaben lt. Die große GU Nährwert Kalorien Tabelle, Ausgabe 2004/2005

■ Wann können Sie mit dem Erfolg der Maßnahmen rechnen?

Bei einer hartnäckigen Verstopfung kann sich der gewünschte Erfolg erst nach 2 bis 3 Wochen einstellen – deshalb sind Geduld und Konsequenz erforderlich! In leichten Fällen ist eine Regulation der Stuhltätigkeit oft nach einer Woche schon gegeben.

Ausreichende Flüssigkeitszufuhr

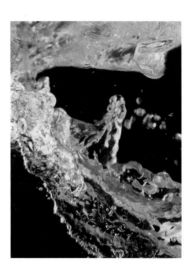

■ Wie viel Flüssigkeit braucht der Körper?

Gerade bei einer ballaststoffreichen Ernährung ist es sehr wichtig, auf eine ausreichende Flüssigkeitszufuhr zu achten. Trinken Sie verteilt auf den ganzen Tag mindestens 1,5 bis 2 l Flüssigkeit – gegebenenfalls auch mehr – z. B. Wasser, Mineralwasser, Kräutertee, Früchtetee und verdünnte Fruchtsäfte.

Regelmäßige Stuhlgewohnheiten

Ganz besonders wichtig für das Funktionieren der Verdauung ist die Regelmäßigkeit der Stuhlgewohnheit. Dadurch, dass das Frühstück den Darm stimuliert, ist der Morgen ein optimaler Zeitpunkt zur Stuhlentleerung, an den Sie den Darm gewöhnen sollten.

Aber zu welcher Zeit auch immer der Stuhldrang bemerkt wird, sollte diesem so schnell wie möglich nachgegangen werden. Nehmen Sie sich genügend Zeit für die vollständige Entleerung.

Regelmäßige Bewegung

Gerade dann, wenn man unter Verstopfung leidet, hilft regelmäßige Bewegung den Stoffwechsel zu aktivieren und die Darmtätigkeit anzuregen.

Ob nun Wandern, Radfahren, Laufen oder Schwimmen, suchen Sie sich jene Sportart aus, die Sie gerne machen und versuchen Sie 3- bis 4-mal pro Woche mindestens eine halbe Stunde diese auch regelmäßig auszuüben.

■ Beckenbodenfehlfunktion

Eine weitere Ursache der Verstopfung bei Frauen ist eine Beckenbodenfehlfunktion. Hier können sich große Mengen an Stuhl im Mastdarm ansammeln, verhärten und nicht mehr auf normalem Weg ausgeschieden werden.

Kurzfristig werden auf ärztliche Anordnung bestimmte Abführmittel verordnet, die zu einer weichen Stuhlkonsistenz führen.

Längerfristig sollte man jedoch darauf achten, sich Zeit für eine regelmäßige Stuhlentleerung zu nehmen (z. B. nach dem Frühstück).

Gezielte Beckenbodengymnastik unter ärztlicher und physiotherapeutischer Anleitung kann unterstützend Erfolg bringen.

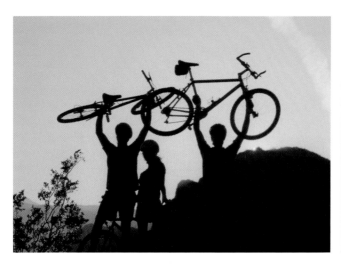

Verwendete Abkürzungen:	
g	Gramm
kg	Kilogramm
ml	Milliliter
l	Liter
EL	Esslöffel
TL	Teelöffel
KL	Kaffeelöffel
Bd.	Bund
Msp.	Messerspitze
F.i.T.	Fett in der Trockenmasse

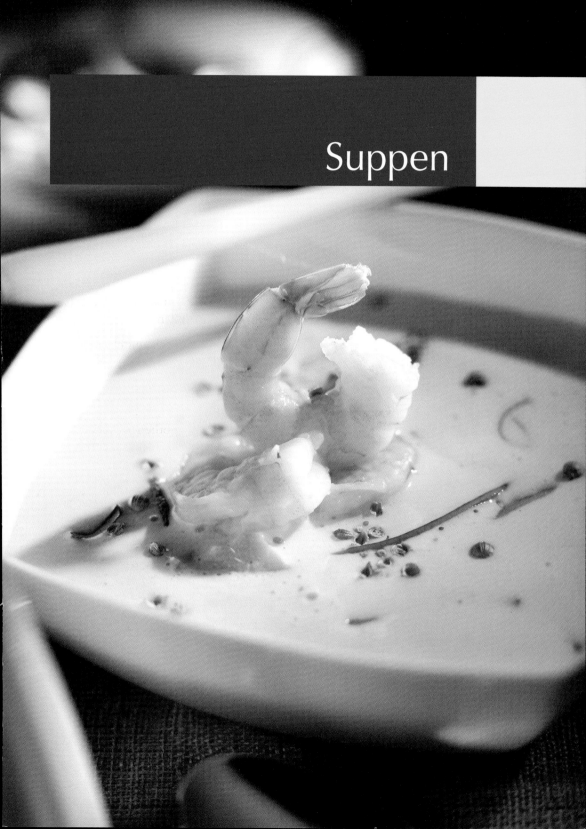

Suppen

Curry- Pastinakensuppe
mit Erbsenschoten

- für 4 Portionen

3/4 kg Pastinaken

*100 g Apfel
(Granny Smith)*

50 g Zwiebeln

2 Knoblauchzehen

*1 EL Butter oder
Margarine*

1 1/2 EL Curry

3/4 l Rindsuppe

Salz, Pfeffer

1/8 l Kokosmilch

Saft von 1/2 Zitrone

Koriandergrün

Salz, Prise Chili

*100 g gekochte
Erbsenschoten*

1 Pastinaken und Äpfel schälen, Zwiebeln und Knoblauch schälen und fein hacken und in Butter oder Margarine anschwitzen.

2 Curry dazugeben, mit Suppe aufgießen, würzen und kochen, bis alles weich ist. Mit Kokosmilch auffüllen, aufkochen und im Mixer auf hoher Stufe fein mixen.

3 Mit Zitronensaft, Salz und Chili abschmecken.

4 In heißer Suppentasse mit Erbsenschoten und Koriandergrün anrichten.

Geflügelcremesuppe
mit jungem Gemüse

1 Mehl in Butter oder Margarine anschwitzen, mit Weißwein ablöschen und mit heißer Hühnersuppe aufgießen.

2 Gut verrühren und ca.15 Minuten köcheln lassen. Kaffeeobers kurz mitköcheln, mit Salz, Pfeffer und Muskatnuss
würzen und im Mixer fein pürieren.

3 Hühnerfleisch in kleine Stücke schneiden und zusammen
mit Mais und Erbsen beigeben, einmal aufkochen und in
Suppentassen anrichten.

4 Mit frischer Gartenkresse bestreuen und servieren.

● für 4 Portionen

3/4 l klare Hühnersuppe

*120 g gekochtes
Hühnerbrüstchen*

50 g Vollkornmehl

*20 g Butter oder
Margarine*

1/4 l Kaffeeobers

1/8 l Weißwein

*150 g Maiskörner
(Glas oder tiefgekühlt)*

*150 g junge Erbsen
(tiefgekühlt)*

Salz, Pfeffer, Muskatnuss

Gartenkresse

Italienische Gemüse-suppe mit Ei

- für 4 Portionen

1 Stange Chinakohl

400 g Jungerbsen

200 g Zwiebeln

100 g Austernpilze

100 g Champignons

70 g geriebener Parmesan

3 EL Olivenöl

2 EL gehackte Petersilie

1 1/2 l Rindsuppe

4 Scheiben Vollkorntoast

Salz

Pfeffer aus der Mühle

1 Zwiebeln schälen und fein schneiden. Austernpilze putzen, waschen und in Streifen schneiden, Champignons ebenfalls putzen, waschen und blättrig, Chinakohl nudelig schneiden.

2 Zwiebeln und Pilze in Olivenöl anschwitzen, Chinakohl dazugeben, durchrösten, mit Rindsuppe aufgießen und ca. 20 Minuten leicht köcheln lassen.

3 Jungerbsen hinzufügen und weitere 5 Minuten kochen. Eidotter mit Parmesan verschlagen, einige Esslöffel warme Rindsuppe dazugeben und in die leicht köchelnde Suppe rühren.

4 Vollkorntoastbrot kurz in etwas Olivenöl anrösten. Suppe in vorgewärmter Tasse anrichten, mit gerösteten Vollkorntoastschnitten belegen und mit grobem Pfeffer und Salz bestreuen.

Klare Hühnersuppe

1 Gemüse schälen, waschen und in große Stücke schneiden.

2 Hühnerfleisch abwaschen, mit dem Gemüse kurz anrösten, mit kaltem Wasser aufgießen und ca. 30 Minuten kochen. Mit einem Löffel den Schaum abschöpfen.

3 Die Suppe abseihen und würzen, Wurzelwerk und Hühnerfleisch kleinwürfelig schneiden.

TIPP

Als Einlage können Suppennudeln, Grießnockerln, Frittaten etc. verwendet werden.

● *für 4 Portionen*

1500 ml Wasser

1 Huhn (ca. 1,2 kg)

300 g Suppengrün

Liebstöckel, Petersilie, Muskatnuss

Salz, 10 g Sonnenblumenöl

Vollkorn-Frittaten

1 Mehl, Eier, Milch, Kräuter und etwas Salz in eine Schüssel geben und mit dem Schneebesen zu einem glatten Teig verrühren.

2 Margarine in einer beschichteten Pfanne erhitzen und goldgelbe Palatschinken backen, anschließend zusammenrollen und in feine Streifen schneiden.

● *für 4 Portionen*

2 EL Weizenmehl

2 EL Vollkorn-Weizenmehl

2 Eier, 150 g Milch

1 EL gemischte fein gehackte Gartenkräuter

Margarine zum Herausbacken, Salz

Kohlsuppe
mit Parmesan und Tomaten

• für 6 Portionen

100 g Kohlblätter
200 g Tomaten
1 l Rindsuppe
100 g Vollkornspaghetti
50 g Frühstücksspeck
2 EL Petersilie
1 KL Maizena
3 EL Parmesan
1 EL Sonnenblumenöl

1 Die Kohlblätter blanchieren und in Streifen schneiden. Würfelig geschnittenen Speck in Öl anschwitzen, Rindsuppe zugießen, Kohlstreifen beigeben und zusammen mit gebrochenen Spaghetti bissfest kochen, anschließend Maizena einrühren.

2 Tomaten blanchieren, Haut abziehen und würfelig schneiden. Tomaten und gehackte Petersilie einrühren und ca. 2 Minuten ziehen lassen. In Suppentassen anrichten, mit Parmesan bestreuen und servieren.

___TIPP
Als Beilage ist knuspriges Vollkornbrot gut geeignet.

Linsensuppe

• für 4 Portionen

200 g braune Linsen
100 g Jungzwiebeln
1 l klare Gemüsesuppe
1 Zweig Thymian
200 g Hokkaido-Kürbis
Salz, Pfeffer
Balsamicoessig

1 Jungzwiebeln waschen, putzen und in Scheiben schneiden.

2 Eingeweichte Linsen und Thymianzweig dazugeben, mit Gemüsesuppe aufgießen und weich kochen.

3 Würfelig geschnittenen Kürbis dazugeben, kurz aufkochen. Anschließend die Suppe würzen und mit einem Spritzer Balsamicoessig verfeinern.

Polentasuppe
mit geräuchertem Forellenfilet

1 Schalotten und Knoblauchzehe schälen und fein hacken.

2 Schalotten in Olivenöl leicht anschwitzen, Knoblauch beigeben. Polenta dazugeben und leicht mitrösten, mit Hühnersuppe aufgießen und die Gewürze zugeben.

3 Suppe von Zeit zu Zeit umrühren und ca. 35 Minuten leicht köcheln. Bei Bedarf etwas Hühnersuppe zugeben.

4 Vollkorntoastscheiben kurz rösten, mit Parmesan bestreuen und unter dem Salamander oder im Backrohr gratinieren.

5 Forellenfiletstücke in vorgewärmte Suppentasse oder Terrine legen und mit Polentasuppe aufgießen. Vollkorn-toastscheibe diagonal durchschneiden, auf die Suppe legen und mit Basilikum dekorieren.

für 4 Portionen

1 l klare Hühnersuppe

100 g Polenta (grobkörnig)

1 EL Olivenöl

70 g Schalotten

1 Knoblauchzehe

120 g geräuchertes Forellenfilet

Salz, Muskatnuss, Pfeffer, Basilikum

4 Scheiben Vollkorntoast

40 g Parmesan

Rucolaschaumsuppe

- für 4 Portionen

1 l klare Gemüsesuppe

200 g Rucola

2 große, mehlige Kartoffeln

1 Knoblauchzehe

100 g Acidophilusmilch

Salz, Pfeffer, Muskatnuss

30 g Butter oder Margarine

1 Rucola waschen und eine Hand voll beiseite geben.

2 Kartoffeln waschen, schälen und in kleine Würfel schneiden.

3 Butter oder Margarine zerlassen, Kartoffelwürfel mit gepresstem Knoblauch anlaufen lassen, geschnittene Rucolablätter dazugeben, aufgießen und ca. 15 Minuten leicht kochen lassen.

4 Anschließend die Suppe mixen, Acidophilusmilch einrühren, würzen. Suppe in Suppentassen geben, mit Rucolablättern garnieren und servieren.

Sauerkrautsuppe

- für 4 Portionen

250 g frisches Sauerkraut

100 g Zwiebeln

20 g Sonnenblumenöl

150 g Äpfel (Granny Smith)

1/4 l Sauerkrautsaft

150 g Sauerrahm

1 KL Curry, Salz, Pfeffer

20 g Sonnenblumenkerne

1/2 Bd. Petersilie

1 Sauerkraut wässern, auspressen und den Saft auffangen. Sauerkraut klein hacken. Äpfel schälen und fein raspeln.

2 Sonnenblumenöl erhitzen, gehackte Zwiebeln anschwitzen, Sauerkraut und Äpfel dazugeben und dünsten. Sauerkrautsaft dazugießen und ca. 20 Minuten leicht köcheln.

3 Suppe mixen, Sauerrahm unter die Suppe ziehen, mit Salz, Pfeffer und Curry abschmecken (sollte die Suppe etwas dicklich sein, mit etwas klarer Gemüsesuppe aufgießen).

4 Die Suppe nochmals kurz aufkochen und in Suppentassen anrichten, mit gehackter Petersilie und Sonnenblumenkernen bestreuen.

Steingarnelensuppe
mit Ingwer und Kokosmilch

1. Knoblauchzehe schälen und fein hacken.

2. Gemüsesuppe mit Kokosmilch, Knoblauch, Ingwer, Koriander und Kurkuma aufkochen.

3. Garnelen schälen und putzen, Karotten kleinwürfelig schneiden, beides dazugeben und ca. 3 Minuten leicht köcheln.

4. Suppe mit Limettensaft und Gewürzen abschmecken. Jakobsmuscheln auslösen und zusammen mit dem gehackten Koriander dazugeben, kurz aufkochen und in Suppenteller gefällig anrichten.

5. Jungzwiebel putzen, in Scheiben schneiden und mit dem gehackten Koriander über die Suppe streuen.

Abbildung auf Seite 19

für 4 Portionen

3/4 l klare Gemüsesuppe

1/4 l Kokosmilch (ungesüßt)

1 Knoblauchzehe

1 EL Limettensaft

4 Stk. Riesengarnelen

4 Stk. frische Jakobsmuscheln

frischer Korianderzweig

100 g Karotten

1 Jungzwiebel

1 TL frisch geriebener Ingwer

1 Prise Kurkuma

Salz, Chili

Topinambursuppe
mit Stangensellerie

- für 4 Portionen

500 g Topinambur

1 Zwiebel

120 g Stangensellerie

300 g Stangensellerie

20 g Butter oder
Margarine

1 l klare Gemüsesuppe

1/8 l Acidophilusmilch

1/8 l Magermilch

Saft von 1/2 Zitrone

Salz, weißer Pfeffer

1 Topinambur schälen und würfelig schneiden, Zwiebel schälen und in feine Scheiben schneiden, mit 300 g in Würfel geschnittenem Stangensellerie in Butter oder Margarine anschwitzen. Mit Gemüsesuppe aufgießen und so lange kochen, bis das Gemüse weich ist.

2 Acidophilusmilch und Magermilch dazugeben, aufkochen und sehr fein mixen. Mit Salz, Pfeffer und Zitronensaft abschmecken.

3 120 g Stangensellerie putzen, in 1 cm dicke Streifen schneiden, blanchieren und in heiße Suppentassen füllen. Mit Suppe aufgießen, mit Stangensellerieblatt garnieren und servieren.

Zartweizensuppe

- für 4 Portionen

1 l Rindsuppe

50 g Brokkoli

50 g Karfiolröschen

50 g getrocknete Steinpilze

100 g magerer Beinschinken

130 g Zartweizen

1 EL Majoran, Salz, Pfeffer

1 EL Sonnenblumenöl

1 Beinschinken in Würfel schneiden und in Sonnenblumenöl kurz anrösten, Zartweizen und gehackte eingeweichte Steinpilze beifügen.

2 Mit Rindsuppe aufgießen, Brokkoli und Karfiolröschen zugeben und ca. 10 Minuten köcheln lassen, anschließend würzen.

3 Knapp vor dem Servieren frisch gehackten Majoran zugeben. In heißen Suppentassen anrichten und servieren.

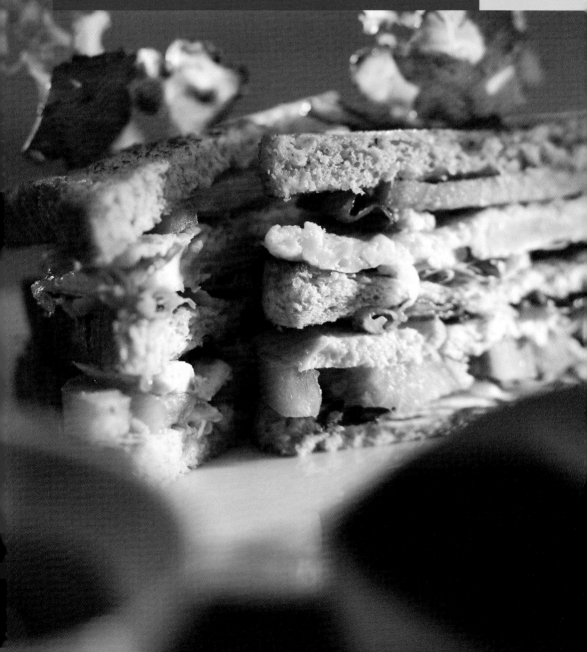

Snacks

Frischgurkendrink
mit Kokosmilch

- für 4 Gläser
à 200 ml

2 Salatgurken

1 kleiner Bd. Dille

1/4 l Kokosmilch

1/8 l Apfelsaft

Salz

etwas Cayennepfeffer

1 Salatgurken schälen, zusammen mit Dille, Apfelsaft und Kokosmilch im Mixer aufmixen, mit Salz und Cayennepfeffer würzen.

2 In Gläser füllen und kalt servieren.

Geräucherte Forellenfilethäppchen

- für 4 Portionen

*250 g Räucher-
forellenfilet*

100 g Radieschen

50 g Rucolasalat

50 g Eisbergsalat

80 g Crème fraîche

2 EL Kren (Glas)

Salz, Pfeffer

*8 kleine Scheiben
Vollkornbrot (Roggen)*

1 Crème fraîche mit Kren und Gewürzen abmischen und auf Vollkornbrot streichen.

2 Mit Blattsalaten und Forellenfilet belegen und mit Radieschenscheiben dekorieren.

Gratin von frischen Schwarzwurzeln

1. Schwarzwurzeln mit Zitronengras und Obers kochen, Zitronengras herausnehmen und die Schwarzwurzeln in 2 cm große Stücke schneiden.

2. Gratinierförmchen mit Butter ausstreichen und die Schwarzwurzelstücke einfüllen.

3. Dotter mit Dijonsenf, Salz und Pfeffer vermengen, mit Fond verrühren und auf die Schwarzwurzeln geben. Im vorgeheizten Backrohr ca. 20 Minuten goldgelb überbacken.

● für 4 Portionen

1 kg geschälte Schwarzwurzeln

1/4 l Schlagobers

3 Eidotter

Salz, Pfeffer

1 EL Dijonsenf

2 Stangen Zitronengras

etwas Butter

Kartoffel-Topfensoufflé
mit Grünkern

1. Kartoffeln waschen, schälen, vierteln und in Salzwasser kochen, abseihen, ausdampfen lassen und heiß passieren.

2. Eidotter mit Topfen schaumig rühren und zerlassene Butter dazugeben.

3. Porzellanförmchen (Cocotte) mit Butter dünn ausstreichen.

4. Eiklar mit Zucker cremig steif schlagen und in die Masse mit den Gewürzen und dem Grünkern unterheben.

5. In Förmchen füllen und im heißen Wasserbad im vorgeheizten Backrohr bei 180 °C ca. 20–25 Minuten backen.

● für 4 Portionen

400 g mehlige Kartoffeln

250 g Topfen

20 g zerlassene Butter

4 Eier

1 KL Kristallzucker

70 g Grünkern (eingeweicht und gekocht)

10 g frischer, gehackter Majoran

Salz, Pfeffer

Landfrischkäse
mit Mangostückchen

für 4 Portionen

200 g grober Landfrischkäse

100 g Crème fraîche

300 g Mango

10 g Ingwer

Cayennepfeffer, Salz

1 EL Schnittlauch

8 Scheiben Knäckebrot

1 Mango schälen, in kleine Würfel schneiden und 4 Spalten zur Seite legen.

2 Crème fraîche mit Landfrischkäse gut verrühren, Mangowürfel beigeben und mit geriebenem Ingwer, Cayennepfeffer und Salz würzen.

3 Mango-Frischkäse auf Knäckebrot verteilen und mit Mangospalte und Schnittlauch dekorieren.

Mandel-Acidophilusmilch
mit Mangostückchen

für 4 Portionen

3 EL Haferflocken

1/8 l Milch

300 g Himbeeren (frisch oder tiefgekühlt)

1/2 l Acidophilusmilch

2 EL Akazienhonig

3 EL Mandelmus

1 Haferflocken in Milch einweichen und quellen lassen.

2 Im Mixbecher alle Zutaten fein mixen und im gut gekühlten Glas servieren.

Roastbeefröllchen

1 Paprikaschoten in kleine Würfel schneiden, Sesam rösten und Staudensellerie putzen.

2 Magertopfen cremig rühren, mit Kräutern, Sesam, Paprikawürfel, Kren und den Gewürzen mischen und abschmecken.

3 Kräutercreme auf Roastbeefscheiben dressieren und einrollen.

4 Auf Teller mit Staudensellerie gefällig anrichten.

TIPP

Roastbeefröllchen schmecken hervorragend auf Vollkornbaguette.

• für 4 Portionen

200 g Roastbeef

150 g Magertopfen

150 g gelbe, rote und grüne Paprikaschoten

20 g Sesam

5 Stangen Staudensellerie

1 EL gehackte Garten-kräuter (Petersilie, Estragon, Kresse)

2 EL Kren

Salz, Pfeffer

Rote-Rüben-Acidophilusdrink

1 Alle Zutaten in einem Mixer pürieren und mit Chili abschmecken.

2 In Gläser füllen und kalt servieren.

• für 4 Gläser à 200 ml

400 ml Roter-Rüben-Saft

400 ml Acidophilusmilch

1/4 l Apfelsaft

1 Msp. Chili

Tofuschnitte
auf feiner Walnusscreme

• für 4 Portionen

250 g geräucherter Tofu

4 Cherrytomaten
mit Rispe

4 Jungzwiebeln

4 EL Walnüsse

2 EL feine
Wallnusscreme

je 2 KL Walnussöl
und Dijonsenf

2 EL Sojasauce

4 Scheiben Vollkornbrot

1 Für die Walnusscreme 2 EL Walnüsse fein pürieren, 4 EL Walnüsse hacken. Die Jungzwiebeln in Scheiben schneiden, ebenso den geräucherten Tofu.

2 Die Walnusscreme mit Walnussöl, Dijonsenf und Sojasauce verrühren.

3 Vollkornbrot rösten, mit Nusscreme bestreichen, mit Tofuscheiben, Tomaten, Jungzwiebeln und gehackten Walnüssen garnieren.

Topinambur-Pastete

• für 4 Portionen

500 g Topinambur

300 ml Magermilch

300 ml Kaffeeobers

3 Eidotter, 3 Eier

1/8 l Acidophilusmilch

Salz, Pfeffer, Muskatnuss

Thymian

Balsamicoessig

100 g Feldsalat für Garnitur

etwas Butter

1 Topinambur waschen, vierteln und in Salzwasser kochen, anschließend passieren, mit Milch, Kaffeeobers, Eidottern und ganzen Eiern vermengen und würzen.

2 Terrinenform hauchdünn mit zerlassener Butter ausstreichen, Masse einfüllen und im vorgeheizten Backrohr im Wasserbad bei 150 °C ca. 60 Minuten garen, dann überkühlen lassen.

3 Acidophilusmilch mit Gewürzen und Balsamicoessig verrühren, auf Teller anrichten, eine Scheibe Topinambur-Terrine darauf legen und mit Feldsalat garnieren.

Vollkorn-Club-Sandwich

1 Hühnerbrüste mit Salz und Pfeffer aus der Mühle würzen und in Erdnussöl bei mittlerer Hitze braten, herausnehmen und anschließend in derselben Pfanne (gut dafür eignen sich Teflon oder Gusspfanne) den Frühstücksspeck und die Eier knusprig braten.

2 Salatblätter putzen und waschen und Tomaten in Scheiben schneiden.

3 Vollkorntoastscheiben im Toaster knusprig toasten. Toastbrotscheibe mit Salatblatt, Jogonaise, in Scheiben geschnittener Hühnerbrust und Tomaten belegen, dann eine weitere Vollkorntoastscheibe mit Tomaten, Eisbergsalat, kross gebratenem Ei und Hühnerbrust belegen.

4 Vollkorntoastscheibe darauf legen, diagonal durchschneiden und mit dem restlichen Speck dekorieren.

Abbildung auf Seite 29

_TIPP

Feines Tomatenketchup und Dijonsenf als Beigabe servieren.

• für 4 Portionen

12 Scheiben Vollkorntoast

10 Eisbergsalatblätter

4 Fleischtomaten

4 Hühnerbrüste à 100 g ohne Haut

20 g Erdnussöl

12 Scheiben magerer Frühstücksspeck

4 Eier

4 EL Jogonaise (25 %)

Salz, Pfeffer

Zartes Lachsfilet
auf Kräutervinaigrette

* für 4 Portionen

400 g Lachsfilet

200 ml Fischfond

je 1 rote und gelbe Paprikaschote

10 g gehackter Estragon

50 g Jungzwiebeln (weißer Teil)

50 g Jungzwiebelgrün

2 hart gekochte Eier

1 EL Olivenöl

3 cl Apfelessig

1 Bd. Rucola

Salz, Pfeffer

1 Paprikaschoten bei 200 °C im Backrohr dunkel garen, danach in eine Folie geben und ausdünsten lassen, schälen und in kleine Würfel schneiden. Jungzwiebeln klein schneiden, Eier fein hacken.

2 Fischfond mit Jungzwiebelgrün aufkochen, Lachsfilet einlegen und ca. 5 Minuten ziehen lassen. Lachsfilet herausnehmen und zur Seite stellen.

3 Paprika, Jungzwiebeln, Eier, Estragon, Essig und Olivenöl einrühren, salzen und pfeffern. Auf Teller mit einem Löffel verteilen. Lachsfilet aufsetzen und mit Rucola garnieren.

TIPP
Vollkornbaguette eignet sich gut als Beilage.

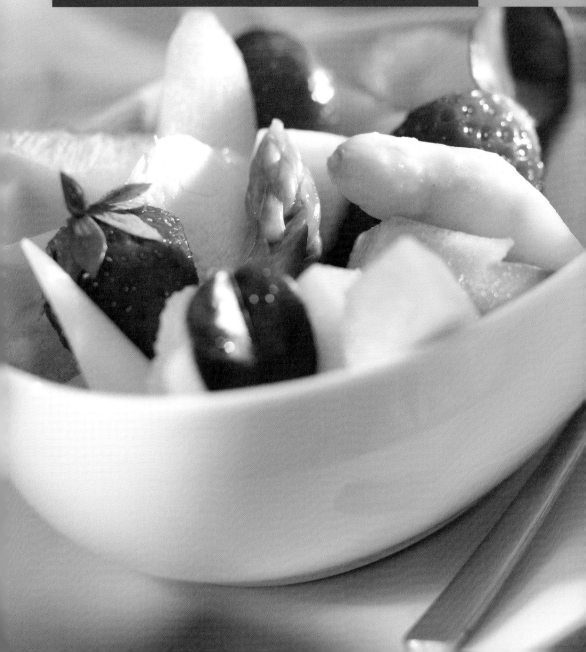

Salate

Frischgemüsesalat
mit Buchweizenkörnern

- für 4 Portionen

200 g Buchweizenkörner
150 g Zucchini
1 grüne Paprikaschote
100 g Tomaten
50 g rote Zwiebeln
2 EL weißer Balsamicoessig
Saft von 1 Zitrone
1 KL Dijonsenf
3 EL Sonnenblumenöl
Salz, Pfeffer
1 Tasse Gartenkresse

1 Buchweizenkörner waschen und über Nacht einweichen. Am nächsten Tag Buchweizen mit dem Einweichwasser langsam weich kochen, abseihen und abschrecken.

2 Balsamicoessig, Zitronensaft, Senf, Öl, Salz und Pfeffer vermischen.

3 Zucchini würfelig schneiden, Paprikaschote halbieren und ebenfalls in kleine Würfel schneiden, ebenso die Tomaten enthäuten und würfeln, die Zwiebeln schälen und in Streifen schneiden. Zucchini, Paprikaschoten, Zwiebeln und Tomatenwürfel mit den Buchweizenkörnern vermengen, mit der Marinade vermischen und abschmecken.

4 Auf Teller oder Glasschüsseln anrichten und mit Kresse garnieren.

Meeresfrüchtesalat
mit Bohnen und Rucola

1 Bohnen ca. 1–2 Stunden einweichen, dann mit geschältem Knoblauch und Rosmarin bissfest kochen, abseihen und auskühlen lassen.

2 Knoblauchzehe schälen und blättrig schneiden, Zwiebeln ebenfalls schälen und in Scheiben schneiden. Zwiebeln und Knoblauch in etwas Olivenöl anschwitzen und zu den Bohnen geben. Muscheln putzen und waschen, kurz in Olivenöl andünsten und ebenfalls zu den Bohnen geben.

3 Tintenfisch weich kochen und in kleine Stücke schneiden, Garnelen putzen und waschen, kurz sautieren und zusammen mit dem Tintenfisch zu den Bohnen geben.

4 Alles zusammen mit Limettensaft, Balsamicoessig und Olivenöl marinieren.

5 Auf Teller gefällig anrichten, mit Rucola garnieren, zuletzt grobes Meersalz und Pfeffer darüber streuen.

• für 4 Portionen

150 g große Bohnen

1 Zweig Rosmarin

1 Knoblauchzehe

1 Knoblauchzehe

100 g Zwiebeln

100 g Miesmuscheln

100 g Tintenfisch

10 Stk. Garnelen

1 Limette

2 EL weißer Balsamicoessig

3 EL Olivenöl

1 Bd. Rucola

Meersalz, grober schwarzer Pfeffer

Naturreissalat
mit Radieschen und Blattsalaten

- für 4 Portionen

250 g Naturreis

Schale von 1/2 Zitrone

Saft von 2 Zitronen

150 g Zwiebeln

1 EL flüssiger Honig

10 g Ingwer

1 Bd. Rucola

1 Häuptel Friséesalat

150 g Radieschen

4 EL Olivenöl

Salz, Pfeffer

1 Naturreis in 1/2 l gesalzenem Wasser mit Zitronenschale aufkochen lassen, weich dünsten und anschließend kalt stellen.

2 Zitronensaft mit Honig und Pfeffer in einer Schüssel verrühren, gehackte Zwiebeln und Ingwer dazugeben und ziehen lassen.

3 Rucola und Frisée putzen und waschen, Radieschen putzen, waschen und in Scheiben schneiden.

4 Rucola, Radieschen, Marinade und Olivenöl unter den Reis mischen und anrichten.

Rohkostsalat
mit Ei und Erdnuss-Dip

1 Gemüse waschen, putzen und in Streifen oder Stifte schneiden.

2 Für den Dip die Erdnussbutter mit den übrigen Zutaten pürieren und mit Cayennepfeffer abschmecken.

3 Das Gemüse mit den geviertelten Eiern anrichten und den Erdnussdip extra servieren.

• für 4 Portionen

2 Zuckerkarotten

1/2 Salatgurke

200 g Stangensellerie

je 1 rote und gelbe Paprikaschote

1 junger Kohlrabi

2 Jungzwiebeln

2 hart gekochte Eier

Erdnuss-Dip:

100 g Erdnussbutter

2 EL Sojasauce

1 EL Zitronensaft

80 g Joghurt

1 EL Honig

Salz, Cayennepfeffer

1 Knoblauchzehe

Roter Bohnensalat
mit Büffelmozzarella

- **für 4 Portionen**

  500 g gekochte rote Bohnen

  100 g Schalotten

  1 Knoblauchzehe

  3 EL Balsamicoessig

  2 EL Olivenöl

  1 TL frischer Oregano

  1 Tomate

  1 gelbe Paprikaschote

  1 EL Petersilie, Salz

  150 g Büffelmozzarella

1 Knoblauchzehe schälen und fein hacken, ebenso die Schalotten. Bohnen, Schalotten und Knoblauch mit Balsamicoessig und Olivenöl vermischen, mit gehacktem Oregano und Salz abschmecken.

2 Paprikaschote kleinwürfelig schneiden, Tomate schälen und in Würfel, Mozzarella ebenfalls in Würfel schneiden.

3 Paprikaschoten, Tomatenwürfel und Büffelmozzarella leicht unterheben.

4 Auf Teller anrichten und mit restlichen Käsewürfeln und fein gehackter Petersilie bestreuen.

Salat vom Solospargel

- **für 6 Portionen**

  600 g frischer weißer Spargel (bissfest gekocht)

  200 g Erdbeeren

  200 g Cantaloupe-Melone

  1 Orange

  Saft von 1 Orange

  2 EL Honig

  20 g Ingwer, etwas Pfeffer

  1 Bd. frische Minze

1 Erdbeeren und Melonen putzen, waschen und halbieren. Orange schälen und filetieren. Gekochten Spargel in 3 cm lange Stücke schneiden. Spargel, Erdbeeren, Melonen und Orangenstücke in einer Schüssel vermengen.

2 Orangensaft mit Honig, etwas Pfeffer und Ingwer vermengen und unter die Salatzutaten mischen. Minze waschen, in Streifen schneiden.

3 Salat in Gläser oder Schüsseln anrichten und mit Minzestreifen dekorieren.

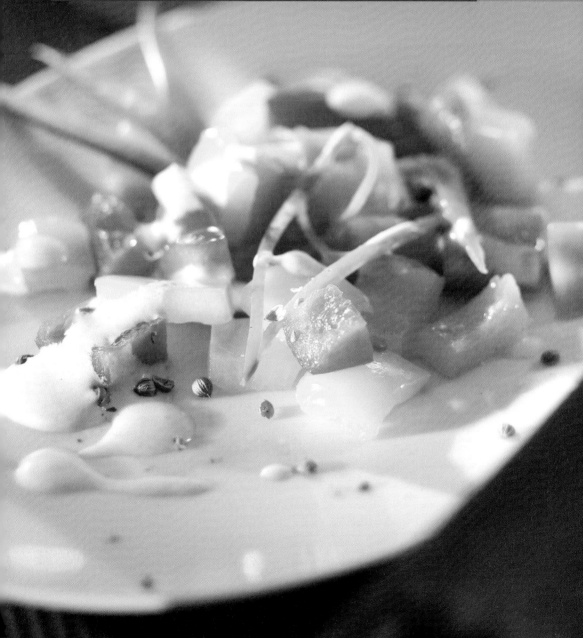

Kleine Gemüsegerichte

Estragon-Thymian-Artischocken

für 4 Portionen

12 frische kleine
Artischocken

2 Zwiebeln

1 Knoblauchzehe

2 EL Olivenöl

je 1 EL gehackte
Petersilie, Estragon
und Thymian

1/8 l Weißwein

Salz, Pfeffer

1 Artischocken putzen, halbieren und in Zitronenwasser geben, die Zwiebeln schälen und in Scheiben schneiden, Knoblauch schälen und fein hacken.

2 Artischocken aus dem Zitronenwasser nehmen, abtrocknen und in Olivenöl mit Zwiebeln und Knoblauch braten.

3 Mit Wein ablöschen, würzen und ca. 5–8 Minuten dünsten. Mit Kräutern bestreut servieren.

TIPP

Dieses Gericht ist als Beilage zu Fisch oder Lamm besonders geeignet.

Fenchel-Gratin

für 4 Portionen

4 Fenchelknollen

500 g Tomatenwürfel
aus der Dose

Salz, Zitronensaft

100 g Zwiebeln

1 Knoblauchzehe

2 EL Olivenöl

1 Bd. Basilikum

4 EL Weißbrotbrösel

4 EL geriebener Parmesan

1 Fenchel putzen, halbieren und in Salzwasser mit Zitronensaft kochen, abtropfen lassen und in eine dünn befettete und mit Bröseln bestreute Auflaufform geben.

2 Tomatenwürfel abtropfen lassen und über dem Fenchel verteilen.

3 Zwiebeln und Knoblauch schälen, fein hacken und zusammen mit dem fein gehackten Basilikum über Fenchel und Tomatenwürfel verteilen, mit Parmesan bestreuen und im Backrohr bei 190 °C ca. 20 Minuten backen.

Junge Erbsenschoten
mit Schinkenstreifen

1 Zwiebeln schälen und fein hacken, Austernpilze in Streifen schneiden.

2 Erbsenschoten blanchieren und in kaltem Wasser abschrecken, Beinschinken in Streifen schneiden.

3 Zwiebeln und Austernpilze in Butter oder Margarine anrösten, Erbsenschoten, Petersilie und Gewürze beigeben.

TIPP

Harmoniert sehr gut mit Geflügel- und Kalbfleischgerichten.

• für 4 Portionen

100 g Zwiebeln

150 g Austernpilze

20 g Butter oder Margarine

150 g Erbsenschoten

120 g magerer Beinschinken

1 EL gehackte Petersilie

Salz, Pfeffer

Kartoffelpüree
mit Eierschwammerln

• für 4 Portionen

1 kg mehlige Kartoffeln
1/4 l Milch
40 g Butter
Salz, Muskatnuss
150 g Eierschwammerln
40 g Zwiebeln
1 EL gehackte Petersilie
Thymian
1 Knoblauchzehe

1 Kartoffeln schälen, in Salzwasser kochen, ausdämpfen lassen und heiß durch die Kartoffelpresse drücken.

2 Milch erhitzen und kräftig unter die Kartoffeln rühren, mit Salz und Muskatnuss würzen.

3 Zwiebeln und Knoblauch schälen, fein hacken und in Butter anschwitzen, geputzte und gewaschene Eierschwammerln dazugeben und rösten, bis die Flüssigkeit verdampft ist.

4 Gehackte Petersilie und Thymian unter das Püree mischen, gefällig anrichten und servieren.

Koriander-Gemüsecurry

1   Zwiebeln und Knoblauch schälen und fein hacken, Kürbis schälen und in 3 cm große Würfel schneiden.

2   Sonnenblumenöl erhitzen, Zwiebeln, Knoblauch und Gewürze anlaufen lassen, die Kürbisstücke dazugeben, kurz andünsten, mit Gemüsesuppe aufgießen und zugedeckt aufkochen lassen.

3   Paprika in Stücke schneiden, mit gekochten Kichererbsen und den Erbsenschoten zum Kürbisgemüse geben, 3 Minuten weiterkochen lassen.

4   Kaffeeobers und Maisstärke verrühren und unter das Curry mengen, kurz köcheln lassen.

5   Mit Zitronensaft, Salz und Pfeffer abschmecken und mit Vollkornbaguette servieren.

Abbildung auf Seite 43

für 4 Portionen

150 g Zwiebeln

1 Knoblauchzehe

2 EL Sonnenblumenöl

1 TL Kurkuma

1 TL Korianderpulver

1 KL Curry

Chili

500 g Muskatkürbis

3/4 l klare Gemüsesuppe

100 g rote Paprikaschoten

100 g gelbe Paprikaschoten

200 g Kichererbsen (gekocht oder aus der Dose)

150 g Erbsenschoten

100 g Kaffeeobers

1/2 EL Maisstärke

Saft von 2 Zitronen

Salz, Pfeffer aus der Mühle

Kürbis-Ratatouille

- für 4 Portionen

500 g Kürbis

je 1 rote und grüne Paprikaschote

20 g Sonnenblumenöl

150 g Zucchini

150 g Tomaten

100 g Zwiebeln

100 g Créme fraîche

Salz, Pfeffer, Thymian

1. Kürbis schälen und in Würfel schneiden, Paprikaschoten putzen, waschen und ebenfalls würfelig schneiden.

2. Zucchini in Scheiben schneiden, Tomaten schälen und würfelig, Zwiebeln schälen und fein schneiden.

3. Zwiebeln in Sonnenblumenöl anschwitzen, Kürbis, Paprika und Zucchini mitrösten. Mit Salz, Thymian und Pfeffer würzen und ca. 10–15 Minuten leicht dünsten. Zuletzt die Crème fraîche einrühren.

Kürbiskraut
mit Sauerrahm

- für 4 Portionen

500 g weißer Kürbis

150 g Zwiebeln

1 Knoblauchzehe

20 g Sonnenblumenöl

1 EL Paprikapulver (edelsüß)

1/8 l Sauerrahm

1 EL Mehl

10 g Petersilie, Salz, weißer Pfeffer

1. Kürbis schälen, raspeln, salzen und nach einiger Zeit ausdrücken.

2. Zwiebeln fein schneiden und in Sonnenblumenöl anschwitzen. Knoblauch schälen, fein hacken, zusammen mit dem Kürbis dazugeben und dünsten.

3. Paprikapulver dazugeben und durchrühren. Sauerrahm mit Mehl gut verrühren, dazugeben, mit Salz, Pfeffer und gehackter Petersilie würzen.

Ravioli
mit Kürbisfülle

1. Aus Mehl, Eiern, Olivenöl, Wasser und Salz einen geschmeidigen Nudelteig bereiten und anschließend 30 Minuten zugedeckt rasten lassen.

2. Kürbis aufschneiden, im Backrohr mit der Schale weich garen. Schale wegschneiden und das Fruchtfleisch in einem Tuch oder Sieb gut abtropfen lassen. (Kürbis soll trocken sein!). Kürbisfleisch mit Parmesan, Muskatnuss, Salbei, Salz und Pfeffer würzen.

3. Nudelteig hauchdünn ausrollen, über Ravioliform geben und mit Kürbismasse füllen, zweites Nudelteigblatt darüber legen und fest durchdrücken.

4. Ravioli danach in leicht gesalzenem und kochendem Wasser ca. 2 Minuten kochen.

5. Herausnehmen, mit geriebenem Parmesan bestreuen und mit zerlassener, heißer Butter übergießen.

für 4 Portionen

300 g Mehl

4 Eier

1 EL Olivenöl

1 EL Wasser

etwas Salz

500 g gelber Kürbis (Piena di Napoli)

80 g geriebener Parmesan

Salz, Pfeffer, Muskatnuss, Salbei

50 g Butter

Saubohnen
mit Dörrzwetschken

• für 4 Portionen

100 g Dörrzwetschken

200 g Jungzwiebeln

250 g gekochte Saubohnen

2 EL Maiskeimöl

1/4 l klare Gemüsesuppe

1 EL Kren aus dem Glas

1 EL Petersilie, Salz, Pfeffer

1 Dörrzwetschken halbieren, Jungzwiebeln in Scheiben schneiden.

2 Maiskeimöl erhitzen, Zwiebeln anschwitzen, Dörrzwetschken dazugeben und mit klarer Gemüsesuppe aufgießen.

3 Bohnen dazugeben, kurz aufkochen, mit Kren, Salz und Pfeffer abschmecken, anrichten und mit gehackter Petersilie bestreuen.

Wokgemüse

• für 4 Portionen

2 EL Sonnenblumenöl

600 g gemischtes Gemüse (Erbsenschoten, Fenchel, rote, gelbe und grüne Paprikaschoten, Sojasprossen, Shiitake-pilze, Mangold, Karotten, Gelbe Rüben, Bambussprossen)

200 g Cherrytomaten

2 EL Cashewnusskerne

1/2 TL Maizena

Sojasauce, Chili

100 ml klare Gemüsesuppe

1 Das geputzte und gewaschene Gemüse in Streifen schneiden (Karotten, Gelbe Rüben, Paprikaschoten, Fenchel).

2 Öl im Wok erhitzen, dann das Gemüse dazugeben und ca. 2 Minuten braten. Mangold dazugeben und zum Schluss Nüsse und Tomaten untermengen.

3 Gemüsesuppe und Sojasauce mit Maizena verrühren und damit das Gemüse aufgießen. Kurz durchrühren und sehr heiß servieren.

TIPP

Für diejenigen, die es schärfer lieben, kann noch mit Chili gewürzt werden.

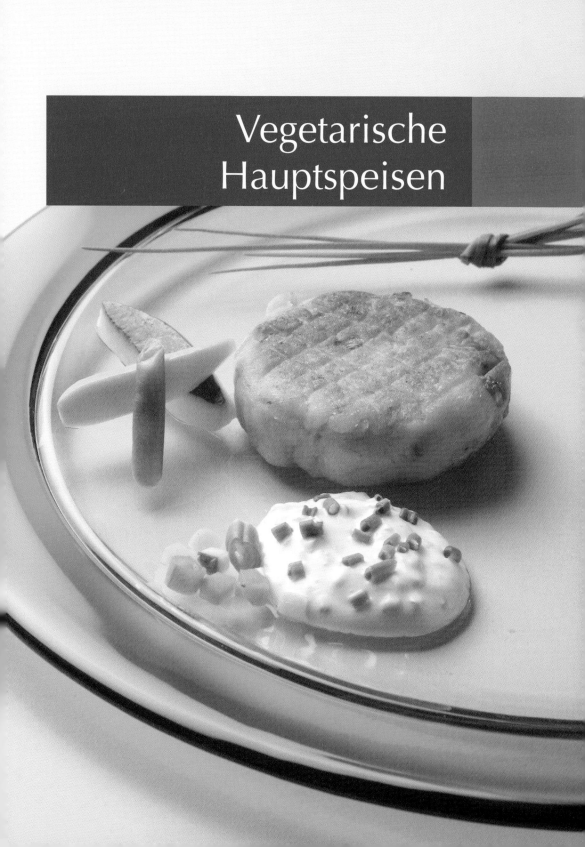

Vegetarische Hauptspeisen

Eierschwammerlstrudel
mit Ricotta

- für 4 Portionen

500 g Eierschwammerln

150 g Zwiebeln

20 g Sonnenblumenöl

1 Knoblauchzehe

200 g Ricotta

70 g schwarze Oliven ohne Kerne

frischer Majoran, Bohnenkraut, Petersilie, Salz, Pfeffer

4 Blatt Fertig-strudelteig (tiefgekühlt)

Butter oder Margarine

1 Eierschwammerln putzen und waschen, Zwiebeln und Knoblauchzehe schälen und fein hacken.

2 Zwiebeln in Sonnenblumenöl anrösten, Knoblauch und Eierschwammerln mitrösten, bis die Flüssigkeit verdampft ist.

3 Gehackte Kräuter, Oliven, Gewürze und Ricotta dazugeben und auskühlen lassen.

4 Strudelteigblätter mit zerlassener Butter oder Margarine bestreichen, überkühlte Fülle darauf verteilen und zu einem Strudel einrollen.

5 Hauchdünn mit Butter bestreichen und im vorgeheizten Backrohr bei 190 °C ca. 25 Minuten backen. Überkühlen und mit frischen Blattsalaten servieren.

Gebratener Tofu
mit Kohlsprossen

1 Tofu abtropfen lassen und in Würfel schneiden, mit 2 EL Sojasauce, Madeira und Chili marinieren.

2 Knoblauchzehen schälen und fein hacken, Jungzwiebeln in Ringe schneiden, Sesam ohne Fett im Backrohr rösten.

3 Erdnussöl in Teflonpfanne erhitzen, Jungzwiebeln darin anschwitzen (1 EL für Garnitur zur Seite stellen). Knoblauch, Ingwer, Kohlsprossen, Kohl, Mais, Paprika und Tofuwürfel beifügen und kurz braten. Sojakeimlinge untermischen und 1 Minute weiter braten.

4 Mit ca. 200 ml Wasser und etwas Sojasauce aufgießen und zugedeckt ca. 3–4 Minuten dünsten.

5 Maisstärke mit Wasser anrühren, unter das Gemüse rühren und kurz aufkochen. Bei Bedarf mit etwas Sojasauce, Madeira und Salz würzen.

6 Auf einer Platte anrichten und mit Jungzwiebelscheiben und geröstetem Sesam bestreuen.

● **für 4 Portionen**

400 g Tofu

1/8 l Madeira

4 EL Sojasauce

100 g rote Paprikastreifen

100 g Sojakeimlinge

300 g Kohl

2 Knoblauchzehen

150 g Jungzwiebeln

3 EL Sesam

1/2 TL frisch geriebener Ingwer

150 g Maiskörner (aus Glas oder Dose)

300 g gekochte Kohlsprossen

2 EL Erdnussöl

1 gestrichener EL Maisstärke

Chili

Salz

Geröstete Steinpilze
auf Vollkornbaguette

- für 4 Portionen

100 g Zwiebeln

20 g Butter oder Margarine

400 g Steinpilze

1 Knoblauchzehe

2 EL Petersilie

16 Scheiben Vollkornbaguette

je 1 gelbe, rote und grüne Paprikaschote

2 El Olivenöl

Salz, Pfeffer

1 Zwiebeln und Knoblauchzehe schälen und fein hacken, Steinpilze putzen und blättrig schneiden. Paprikaschoten in kleine Würfel schneiden und Petersilie fein hacken.

2 Zwiebeln und Knoblauch in Butter anschwitzen, Steinpilze dazugeben und mitrösten. Mit Salz, Pfeffer und Petersilie würzen.

3 Paprikawürfel in Olivenöl andünsten und würzen.

4 Brotscheiben im Backrohr oder in der Pfanne goldbraun rösten und die Steinpilze und Paprikawürfel gefällig darauf anrichten.

TIPP

Als Beilage eignet sich knackiger Eisbergsalat sehr gut.

Haferflocken-Gemüseomelette

1   Aus Mehl, Eiern und Milch-Kaffeeobers-Gemisch einen glatten Teig zubereiten.

2   Haferflocken in Teflonpfanne goldgelb rösten, würzen und dem Teig beifügen.

3   Zwiebeln fein hacken und in Butter oder Margarine anschwitzen, Mischgemüse dazugeben und mit Dille und Salz würzen.

4   Aus dem Teig kleine Omelette zubereiten und mit dem Gemüse füllen, auf Tellern anrichten.

• für 4 Portionen

1/4 l Magermilch

1/4 l Kaffeeobers

100 g glattes Mehl

3 Eier

70 g Haferflocken

100 g Zwiebeln

20 g Butter oder Margarine

500 g gekochtes Mischgemüse

Salz, Dillspitzen

___TIPP

Joghurt-Kräutersauce eignet sich besonders gut als Dip.

Junge Kohlrüben
mit Mangold und Käse

- für 4 Portionen

4 junge Kohlrüben

20 g Butter oder
Margarine

Salz, Pfeffer, Zucker,
Muskatnuss

400 g blanchierte
Mangoldblätter

3 EL glattes Mehl

1/8 l Milch

1/8 l Kaffeeobers

100 g geriebener
Parmesan

1 Kohlrüben putzen, schälen und das Innere aushöhlen, in Salzwasser mit etwas Zucker weich kochen, abtropfen und in eine hauchdünn gefettete Auflaufform schlichten.

2 Kohlrübenabschnitte in etwas Butter oder Margarine weich dünsten, mit Mehl stauben und mit Milch-Kaffeeobers-Gemisch aufgießen.

3 Kurz durchkochen, gehackte, blanchierte Mangoldblätter beigeben und mit Muskatnuss, Pfeffer und Salz abschmecken.

4 Masse in die Kohlrüben füllen, mit Parmesan bestreuen und im Backrohr bei 180 °C ca. 20 Minuten backen.

TIPP

Als Beilage passen besonders gut Salzkartoffeln dazu.

Kartoffel-Rahmauflauf

1 Jungzwiebeln in Scheiben schneiden.

2 Kartoffeln kochen, schälen und mit Röstireibe reiben, anschließend mit Sauerrahm, Crème fraîche, Jungzwiebeln, Eiern und den Gewürzen vermengen, Obers unterheben.

3 Dariol- oder Porzellanförmchen mit zerlassener Butter hauchdünn ausstreichen, mit Weißbrotbröseln bestreuen.

4 Masse in die Förmchen füllen und im Wasserbad bei 150 °C ca. 40 Minuten garen.

5 Anschließend im Porzellanförmchen, oder aus der Dariolform gestürzt, mit Joghurt-Kräutersauce servieren.

• *für 4 Portionen*

600 g mehlige Kartoffeln

2 EL Sauerrahm

1 EL Crème fraîche

3 Eier

4 Jungzwiebeln

Salz, weißer Pfeffer, Muskatnuss

1/4 l geschlagenes Obers

Weißbrotbrösel

TIPP

Dazu passt ein bunter Blattsalat mit Vinaigrette.

Paprika-Kartoffelstrudel

für 4 Portionen

*Je 1 rote, gelbe,
grüne und orange
Paprikaschote*

150 g Zwiebeln

2 Knoblauchzehen

500 g Kartoffeln

*30 g Butter oder
Margarine*

2 Eier

200 g Austernpilze

*Salz, Pfeffer,
Oregano, Thymian*

1/8 l Joghurt

1/8 l Sauerrahm

*1EL Paprikapulver
(edelsüß)*

4 Blatt Fertigstrudelteig

1 Paprikaschoten putzen, waschen und in Streifen schneiden, Zwiebeln und Knoblauch schälen und fein hacken.

2 Kartoffeln kochen, schälen und noch warm durch die Presse drücken. Austernpilze, putzen, waschen und in Streifen schneiden.

3 Paprikagemüse und Austernpilze mit Zwiebeln und Knoblauch in Butter oder Margarine anschwitzen und weich garen. Danach mit den Gewürzen abschmecken und auskühlen lassen.

4 Passierte Kartoffeln mit Eiern und dem Paprika-Pilz-Gemüse vermengen, auf dem mit Butter bestrichenen Strudelteig verteilen, einrollen und bei ca.180 °C im Backrohr ca. 35–40 Minuten goldgelb backen.

5 Überkühlen lassen, aufschneiden und mit Joghurt-Sauerrahm-Paprikacreme servieren.

Penne mit Bohnen
und Artischockengemüse

1   Zwiebeln fein hacken, Gelbe Rüben und Karotten klein-
    würfelig schneiden, Salbeiblätter in Streifen schneiden.

2   Zwiebeln, Salbei und Knoblauch in Olivenöl anschwit-
    zen, Rüben und Karotten zugeben und mitrösten.

3   Mit Weißwein aufgießen und etwas reduzieren. Bohnen
    und Lorbeerblatt dazugeben und mit Hühnersuppe auf-
    gießen. Etwa 200 g Bohnengemüse herausnehmen, mixen
    und in die Sauce zurückgeben.

4   Penne bissfest kochen, mit dem Bohnengemüse (Lorbeer-
    blatt herausnehmen) vermengen und mit den Artischo-
    ckenherzen garnieren.

• für 4 Portionen

400 g Penne

50 g Zwiebeln

80 g Gelbe Rüben

80 g Karotten

3 Salbeiblätter

2 EL Olivenöl

1 Lorbeerblatt

1 Knoblauchzehe

1/8 l Weißwein

1/4 l Hühnersuppe

350 g weiße Bohnen
(Dose)

150 g
Artischockenherzen
aus dem Glas

Vollkorn-Gemüse-Lasagne

• für 4 Portionen

4 rote Paprikaschoten

150 g Zwiebeln

350 g Zuchini

350 g frischer Blattspinat

2 Knoblauchzehen

1 kg Tomaten

100 g geriebener Parmesan

Oregano, Thymian, 1 Lorbeerblatt

180 g Vollkorn-Lasagneblätter

250 g Magertopfen

Salz, Pfeffer, Muskatnuss

1 Paprikaschoten im Rohr bei 230 °C dunkelbraun garen, danach in einer Folie ausdampfen lassen und die Haut abziehen, in gröbere Stücke schneiden.

2 Zwiebeln fein hacken, Zucchini in Scheiben schneiden und in einer Pfanne anrösten.

3 Den Spinat verlesen, blanchieren, mit kaltem Wasser abschrecken und ausdrücken.

4 Knoblauchzehen schälen und fein hacken, Tomaten schälen und in Würfel schneiden. Zwiebeln, Knoblauch, Tomaten, Oregano, Loorbeerblatt und Thymian mit Salz und Pfeffer würzen und langsam ca. 20 Minuten köcheln lassen.

5 Teigblätter bissfest kochen.

6 Topfen mit 2/3 geriebenem Parmesan, Salz, Pfeffer und Muskatnuss verrühren.

7 Lasagneblätter in eine leicht gefettete Auflaufform legen, abwechselnd Gemüse, Teigblätter und Sauce hinein-schlichten, mit restlichem Parmesan bestreuen und ca. 35–40 Minuten im vorgeheizten Backrohr bei 190 °C backen.

8 Herausnehmen und etwas rasten lassen. Danach gefällige Portionen schneiden und auf Teller anrichten.

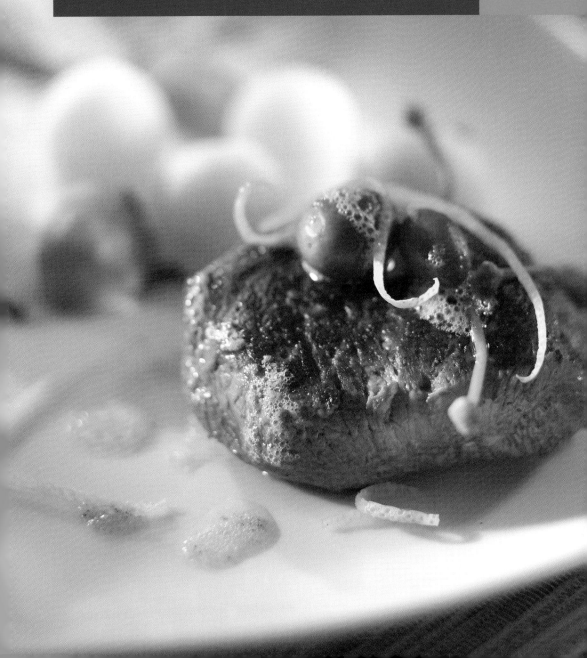

Hauptspeisen mit Fleisch

Barberie-Entenbrust
auf Kohlstreifen und Kartoffelrösti

- für 4 Portionen

*4 Barberie-Entenbrüste
(à 100 g)*

*Thymian,
Wacholderbeeren
und Rosmarin*

Salz, Pfeffer, Kümmel

1 Knoblauchzehe

1 EL Sonnenblumenöl

*20 g Butter oder
Margarine*

300 g Kohlblätter

100 g Zwiebeln

1/16 l Kaffeeobers

1 Zwiebeln fein hacken, Kohlblätter blanchieren und in Streifen schneiden, Knoblauch schälen und fein hacken, Kräuter und Wacholderbeeren ebenfalls fein hacken.

2 Zwiebeln in Butter oder Margarine kurz anrösten und mit Kaffeeobers aufgießen. Kohlstreifen beigeben, mit Kümmel, Knoblauch, Salz und Pfeffer würzen.

3 Barbarie-Entenbrüste würzen und in Sonnenblumenöl anbraten, Thymian, Rosmarin, und Wacholderbeeren beigeben und im Rohr bei 180 °C auf der Hautseite ca. 8–10 Minuten fertig braten, wenden und 5 Minuten ruhen lassen.

4 In Scheiben schneiden, auf Kohlstreifen gefällig anrichten und mit Kartoffelrösti als Beilage servieren.

Freilandhähnchen
mit Topinambur

1 Grüne Bohnen putzen, waschen und bissfest kochen, Topinambur schälen und vierteln.

2 Freilandhähnchen mit Gewürzen einreiben und mit Olivenöl im vorgeheizten Backrohr mit den Topinambur gemeinsam bei 180 °C ungefähr 40 Minuten braten.

3 Grüne Bohnen kurz in Butter oder Margarine schwenken, mit Salz, Pfeffer, Zitronenschale und einem Hauch Knoblauch würzen.

4 Freilandhähnchen gemeinsam mit Topinambur und grünen Bohnen auf heißem Teller anrichten.

• für 4 Portionen

1 Freilandhähnchen (ca. 800 g)

1 kg Topinambur

je 1 KL gehackter Rosmarin, Estragon und Thymian

1 EL Olivenöl

Salz, Pfeffer, Knoblauch

geriebene Schale von 1 Zitrone

400 g grüne Bohnen

20 g Butter oder Margarine

Gebratener Kalbsrücken
mit Rosmaringemüse

• **für 4 Portionen**

*1,4 kg Kalbsrücken
mit Knochen*

*Salz, Pfeffer
aus der Mühle*

30 g Butterflocken

4 Schalotten

3–4 Knoblauchzehen

150 g Zucchini

150 g Melanzani

*jeweils 1 Karotte,
Gelbe Rübe und
Petersilwurzel*

1/2 Sellerieknolle

30 g Butter

30 g Zucker

1 Sträußchen Rosmarin

etwas Mehl

1 Fleisch mit Salz und Pfeffer würzen, in eine Bratpfanne geben und bodenbedeckt Wasser dazugeben. Butterflocken, Schalotten und Knoblauchzehen dazugeben und im vorgeheizten Backofen bei 190 °C unter oftmaligem Übergießen 2–2 1/2 Stunden garen.

2 In der Zwischenzeit das Gemüse putzen und in gefällige Stücke schneiden.

3 In eine Kasserolle ca. 1/4 l Wasser mit Butter und Zucker aufkochen, Gemüse dazugeben, Deckel darauf geben und schmoren lassen. Kurz vor dem Garende das Sträußchen Rosmarin dazugeben und noch durchziehen lassen.

4 Braten herausnehmen. Bratenrückstand etwas mit Mehl stauben, mit Suppe aufgießen und abseihen.

5 Braten aufschneiden und mit Gemüse garnieren. Bratensaft extra servieren.

___TIPP

Dazu passen sehr gut Petersilkartoffeln oder Naturreis.

Geschnetzeltes
mit Zuckererbsenschoten

1 Filet schnetzeln, Öl in einer beschichteten Pfanne erhitzen, Fleisch darin goldgelb anbraten, anschließend herausnehmen.

2 Im Bratenrückstand fein gehackte Zwiebeln, Nüsse und Zuckererbsenschoten kurz durchrösten, mit Gemüsesuppe aufgießen und mit Sojasauce, Salz und Pfeffer abschmekken. Bei Bedarf mit etwas Maizena binden.

3 Das Fleisch dazugeben, durchrühren, mit Koriander bestreuen und sofort servieren.

• für 4 Portionen

600 g Schweinsfilet

*Salz, Pfeffer
aus der Mühle*

8 Jungzwiebeln

*200 g
Zuckererbsenschoten*

80 g Erdnüsse

*200 ml klare
Gemüsesuppe*

3 EL Sonnenblumenöl

4 EL Sojasauce

evtl. Maizena

Koriandergrün

Kalbsmedaillons
in Sesam gebacken

für 4 Portionen

400 g Kalbsmedaillons
(8 Stk.)

Saft von 1 Zitrone

2 EL Petersilie, 2 Eier

glattes Mehl

Sesam, Salz, Pfeffer

Erdnussöl
zum Herausbacken

1. Kalbsmedaillons leicht klopfen, mit Zitronensaft, Petersilie, Salz und Pfeffer ca.1/2 Stunde marinieren.

2. Danach mit Mehl, Ei und Sesam panieren und in Erdnussöl goldgelb herausbacken.

3. Gemischte Blattsalate als Beilage servieren.

Kaninchenfilet
mit frischem Artischockengemüse

für 4 Portionen

600 g zugeputztes
Kaninchenrückenfilet

400 g Zwiebeln

500 g Kartoffeln

300 g Artischocken-
böden (Glas)

Piment, Salz, Pfeffer

3 Knoblauchzehen

2 EL Olivenöl

200 ml Hühnersuppe

1/4 kg Cherrytomaten

1 EL gehackter Oregano

1. Zwiebeln schälen und halbieren, Kartoffeln schälen und würfeln, Artischockenböden in Spalten schneiden, Knoblauchzehen schälen und fein hacken.

2. Kaninchenfilet würzen, im Bräter mit Olivenöl anbraten und herausnehmen.

3. Im Bratenrückstand Zwiebeln und Kartoffeln anschwitzen, mit Hühnersuppe aufgießen, Kaninchenfilet aufsetzen und garen.

4. Kurz vor Ende der Garzeit Knoblauch, Artischocken, Oregano und Tomaten dazugeben und abschmecken.

Lammrückensteak

mit Kapernbeeren

1   Lammsteaks mit Salz und geriebenem Pfeffer würzen,
    mit Knoblauch und Thymian in Olivenöl braten, danach
    ca. 5 Minuten rasten lassen.

2   Für die Kapern-Zitronenbutter die Butter salzen und
    pfeffern, mit Handrührgerät schaumig rühren, dann die
    fein gehackten Kapern und geriebene Zitronenschale
    beigeben.

3   In einen Dressierbeutel füllen, Rosetten dressieren und
    kalt stellen.

4   Steaks mit Kapern-Zitronenbutter garnieren und servieren.

Abbildung auf Seite 61

• für 4 Portionen

4 Lammrückensteaks à
180 g

4 Knoblauchzehen

2 EL Olivenöl

2 Zweige Thymian

130 g weiche Butter

15 g Kapernbeeren

Salz, Pfeffer

geriebene Schale
von 1 Zitrone

___TIPP

Als Beilage passen gebratene Melanzani und Fleischtomaten sowie Thymiankartoffeln.

Moussaka

- **für 4 Portionen**

400 g Tomatenwürfel
aus der Dose

100 g Zwiebeln

400 g Melanzani

500 g faschiertes
Lammfleisch

2 EL Tomatenmark

2 EL Olivenöl

2 Knoblauchzehen

Béchamelsauce:

30 g glattes Mehl

20 g Butter oder
Margarine

350 ml Milch

Salz, Pfeffer, Muskatnuss

2 Eidotter

1 Zwiebeln fein hacken, Knoblauchzehen schälen und ebenfalls fein hacken. Melanzani schälen, in ca. 1–2 cm dicke Scheiben schneiden und leicht salzen.

2 Zwiebeln in Olivenöl anschwitzen, faschiertes Lammfleisch, Tomatenmark und Tomatenwürfel mitrösten. Mit Salz, Pfeffer und Knoblauch würzen und ca. 15 Minuten leicht köcheln lassen.

3 Für die Béchamelsauce Mehl in Butter anschwitzen, Milch zugießen und unter ständigem Rühren ca. 5 Minuten leicht kochen, danach mit Salz, Pfeffer und Muskatnuss würzen. Überkühlen lassen und die Eidotter beimengen, gut verrühren.

4 Melanzani trockentupfen und in der Pfanne oder auf einer Grillplatte garen.

5 Auflaufform mit der Hälfte der Melanzani auslegen, Fleischsauce darauf verteilen und die restlichen Melanzanischeiben obenauf legen, mit der Béchamelsauce übergießen und im vorgeheizten Backrohr bei ca. 190 °C etwa 45 Minuten garen.

6 Ein wenig rasten lassen und danach in gefällige Stücke schneiden.

TIPP

Frischer Blattsalat als Beilage passt sehr gut zu diesem Gericht.

Rehrückenfilet
mit Zimt-Portweinweichseln

1 Rehrückenfilet würzen und in Pfanne mit Sonnenblumenöl anbraten, herausnehmen und in Alufolie
wickeln.

2 Bratenrückstand mit Wildfond ablöschen und mit
Maizena binden.

3 Kristallzucker karamellisieren, mit Portwein ablöschen,
Zimt und Weichseln dazugeben.

4 Rehfilet aufschneiden, auf Teller mit Sauce und Port-
weinkirschen anrichten. Mit Rosmarinzweig garnieren.

___TIPP
Als Beilage eignen sich Teigwaren oder Kartoffeln.

• **für 4 Portionen**

600 g Rehrückenfilet

1 EL Sonnenblumenöl

*Salz, Pfeffer,
Wacholderbeeren,
Rosmarin*

200 ml Wildfond

1 TL Maizena

50 g Kristallzucker

1/8 l roter Portwein

*200 g Weichseln
ohne Kerne*

Zimt

Sautierte Rinder-filetspitzen

● für 4 Portionen

500 g Rinderfilet

je 100 g rote und grüne Paprikaschoten

200 g Lauch

2 EL Sesam

200 ml Rindsuppe

2 EL Erdnussöl

Marinade:

1 EL Sherry

1 KL Zucker

1 KL Maisstärke

1 KL Sojasauce

1 Prise Chilipulver

1 Das Filet blättrig schneiden (ca. 2 cm dick). Rote und grüne Paprikaschoten sowie Lauch in Streifen schneiden, Sesam in einer trockenen Pfanne rösten.

2 Für die Marinade alle Zutaten gut verrühren, mit den Filetspitzen gut vermengen und ca. 15 Minuten marinieren lassen.

3 1 EL Öl in einer Pfanne erhitzen und marinierte Rinderfiletspitzen darin sautieren, aus der Pfanne nehmen und beiseite stellen.

4 Im Bratenrückstand restliches Öl erhitzen, Paprika und Lauch dazugeben, kurz durchrösten, mit Rindsuppe aufgießen und ca. 3 Minuten garen.

5 Sautiertes Fleisch mit der Marinade zugießen, kurz aufkochen.

6 Auf Teller gefällig anrichten und mit geröstetem Sesam bestreuen.

___TIPP

Als Beilage passt recht gut gekochter Jasminreis.

Zart pochiertes Schweinsfilet

1 Schweinsfilet in einer Pfanne rundum bei mittlerer Hitze braten und dann herausnehmen. Rindsuppe erhitzen, Schweinsfilet mit Lorbeerblatt einlegen und ca.10 Minuten bei milder Hitze pochieren.

2 Petersilie, fein gehackte Schalotten, Essig, Zucker, etwas Rindsuppe und Sonnenblumenöl zu einer Vinaigrette verrühren.

3 Schweinsfilet aufschneiden, Vinaigrette über das Filet träufeln und mit gratiniertem Karfiol servieren.

4 Für den gratinierten Karfiol die Karfiolrose putzen und waschen, dann in Salzwasser nicht zu weich kochen, abtropfen lassen. Kaffeeobers mit Parmesan, geschnittenem Schnittlauch, etwas Chili und etwas Muskatnuss vermischen. Über den Karfiol geben und im vorgeheizten Backrohr bei 200 °C goldgelb gratinieren.

5 Schweinsfilet aufschneiden, Vinaigrette über das Filet träufeln und mit gratiniertem Karfiol servieren.

● für 4 Portionen

1 l Rindsuppe

400 g Schweinsfilet

1 EL Sonnenblumenöl

1 Lorbeerblatt

3 EL gehackte Petersilie

3 Schalotten

2 EL Essig

1 Prise Zucker

2 EL Sonnenblumenöl

Karfiol:

1 kleine Karfiolrose (500 g)

1 Bd. Schnittlauch

50 g Parmesan

1/4 l Kaffeeobers

1 rote Chilischote

Muskatnuss

Zartes Fasanenbrüstchen auf Apfelsauce

für 4 Portionen

*4 ausgelöste
Fasanenbrüstchen
à 100 g*

*geriebene Schale
von 1 Zitrone*

1 Knoblauchzehe

1 Wacholderbeere

*je 1 Zweig Thymian
und Rosmarin*

1 EL Olivenöl

4 Äpfel (Granny Smith)

40 g Zwiebeln

*20 g Butter oder
Margarine*

*4 gehackte
Pfefferminzblätter*

Salz, Zucker, Pfeffer

1 Knoblauchzehe schälen und hacken, Wacholderbeere zerdrücken, Zwiebeln schälen und fein hacken.

2 Von den Fasanenbrüstchen die Haut abziehen, mit Zitronenschale, Kräutern, Gewürzen, und Olivenöl marinieren (ca. 2 Stunden).

3 Äpfel vierteln, schälen und entkernen, in Butter oder Margarine anschwitzen und weich dünsten. Im Mixer fein pürieren und mit Salz, Zucker, Pfeffer und gehackter Pfefferminze aromatisieren.

4 Die marinierten Fasanenbrüstchen im Marinadeöl ca. 2 Minuten beidseitig anbraten, etwas ziehen lassen, sodass sie leicht rosa bleiben.

5 In gefällige Scheiben schneiden und auf der Apfelsauce anrichten.

—TIPP

Als Beilage empfehlen sich Kartoffelkroketten und Walderdbeerkompott.

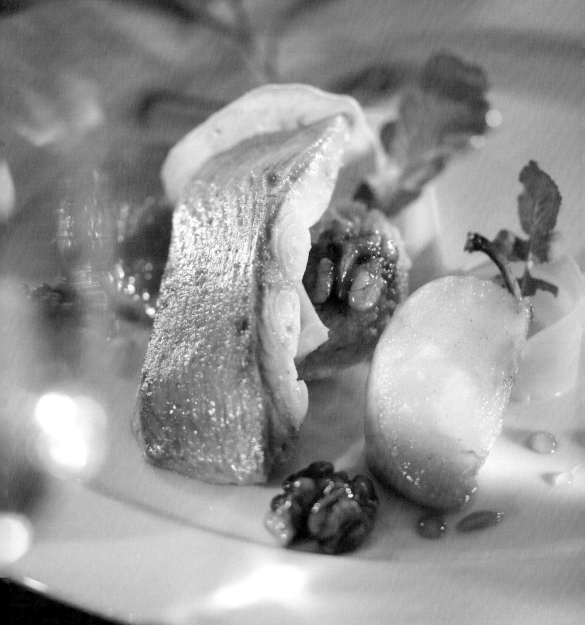

Hauptspeisen mit Fisch

Fischspießchen
in Hafer-Vollkornbrotkruste

• für 4 Portionen

*80 g geschälte
Krebsschwänze*

200 g Lachsfilet

200 g Seeteufel

*40 g gemischte gehackte
Kräuter (Basilikum,
Estragon, Petersilie)*

1 Knoblauchzehe

1 Zitrone

1 EL Olivenöl

Salz, Pfeffer

*Vollkornbrotbrösel,
Haferflocken*

1 Fische in gefällige Stücke schneiden und abwechselnd mit den Krebschwänzen auf Holzspießchen stecken.

2 Kräuter, Olivenöl, Gewürze und Zitronensaft mischen.

3 Spieße mit der Marinade bestreichen, in Vollkornbrösel-Haferflocken-Gemisch wälzen, gut andrücken und in einer Teflonpfanne mit etwas Olivenöl braten.

Fisch-Gemüse-Pfanne

1 Fenchel putzen und in dünne Spalten schneiden, Jungzwiebeln in feine Ringe schneiden, Knoblauchzehe fein hacken. Karotten schälen und in dünne Scheiben schneiden, Tomaten enthäuten und würfeln.

2 Sonnenblumenöl in Pfanne erhitzen, Jungzwiebeln, Fenchel und Karotten darin anschwitzen, Knoblauch beifügen und mit Salz und Pfeffer abschmecken.

3 Mit Gemüsesuppe aufgießen und Crème fraîche und Sauerrahm unterrühren. Bei schwacher Hitze köcheln lassen.

4 Geputzte Fischfilets in gefällige Stücke schneiden, mit Salz und Pfeffer würzen, auf das Gemüse setzen, mit Zitronensaft beträufeln und zugedeckt 3 Minuten garen. Am Ende der Garzeit Tomaten dazugeben.

5 Auf Porzellanplatte anrichten und servieren.

- für 4 Portionen

500 g Fenchel

150 g Jungzwiebeln

1 Knoblauchzehe

200 g Zuckerkarotten

300 g Tomaten

2 EL Sonnenblumenöl

1/4 l klare Gemüsesuppe

600 g Rotbarschfilet

2 EL Sauerrahm

2 EL Crème fraîche

2 EL Zitronensaft

*Salz, Pfeffer
aus der Mühle*

Gebratenes Lachsforellenfilet

- für 4 Portionen

600 g Lachsforellenfilet

20 g Butter

Salz, Pfeffer

1 EL Sonnenblumenöl

80 g Lauch

Balsamicoessig

4 EL Kernöl

400 g gekochte Linsen

Salz und Pfeffer

2 EL Dijonsenf

1 EL Kren aus dem Glas

Kerbel

1 Lauch in Streifen schneiden und in Sonnenblumenöl anschwitzen.

2 Abgetropfte Linsen mit Senf, Balsamicoessig, Kernöl, Salz und Pfeffer dazugeben, verrühren und mit Kren würzen.

3 Lachsforellenfilet in 4 Stücke schneiden, würzen, in geklärter Butter beidseitig braten, auf Linsensalat gefällig anrichten und mit Kerbel garnieren.

Gebratenes Steinbuttfilet
mit Artischocken und Korinthen

1 Artischockenböden vierteln.

2 In beschichteter Pfanne Olivenöl und etwas Butter heiß werden lassen, Steinbuttfilet einlegen und langsam goldgelb braten.

3 Cherrytomaten, Artischockenböden und Korinthen mitbraten.

4 Mit Salz und Pfeffer würzen, auf Teller anrichten und mit Basilikum bestreuen.

TIPP

Als Beilage eignet sich Kartoffelpüree.

• für 4 Portionen

400 g Steinbuttfilet

200 g Artischockenböden (Glas)

1 EL Korinthen

150 g Cherrytomaten

1 EL Olivenöl

20 g Butter oder Margarine

Salz, Pfeffer

2 EL gehackter Basilikum

Kabeljau
mit Melanzani-Zucchini-Gemüse

- für 4 Portionen

500 g Melanzani

300 g Zucchini

200 g grüne Paprikaschoten

3 EL Olivenöl

150 g Zwiebeln

2 Knoblauchzehen

1/4 l klare Gemüsesuppe

Chili

4 Kabeljaufilets à 150 g

Salz, Pfeffer aus der Mühle

200 g Tomaten

1 Die Tomaten enthäuten und würfeln, Zwiebeln schälen und fein hacken, ebenso die Knoblauchzehen.

2 Melanzani, Zucchini und grüne Paprikaschoten putzen, waschen und in Scheiben schneiden.

3 Olivenöl in einer großen, beschichteten Kasserolle erhitzen. Zwiebeln, Melanzani, Zucchini, Paprika und Knoblauch dazugeben, mit Gemüsesuppe ablöschen und mit Chili und Salz würzen. Flüssigkeit reduzieren lassen.

4 Die Hälfte der Gemüsemischung in eine Auflaufform geben. Fischfilets mit Salz und Pfeffer würzen, auf die Gemüsemischung setzen und mit restlichem Gemüse bedecken.

5 Tomatenwürfel obenauf verteilen und im vorgeheizten Backrohr bei 180 °C zugedeckt ca. 15–20 Minuten garen.

TIPP

Als Beilage eignen sich hier sehr gut gekochte Kartoffeln oder ein Vollkornbaguette.

Paella Valencia

1. Zwiebeln und Knoblauch schälen und fein hacken, Huhn in 3 cm große Stücke schneiden, Tintenfisch putzen und in Ringe schneiden. Garnelen und Miesmuscheln putzen, Paprikaschoten in Streifen schneiden.

2. Zwiebeln und Knoblauch in Olivenöl anschwitzen, Reis dazugeben, mit Weißwein aufgießen, 1/4 l Hühnersuppe und Safran beifügen und andünsten. Reis in eine Kasserolle geben.

3. Hühnerstücke anbraten, Tintenfisch und Garnelen ebenfalls anbraten. Miesmuscheln kurz in Olivenöl sautieren.

4. Sämtliche Zutaten unter den Reis mischen und mit restlicher Hühnersuppe aufgießen, würzen.

5. Zugedeckt ca. 25 Minuten in das Rohr geben. Danach in einer flachen Pfanne gefällig anrichten.

für 4 Portionen

200 g Rundkornreis

2 EL Olivenöl

100 g Zwiebeln

2 Knoblauchzehen

1/2 TL Safran

1/2 Huhn

300 g Tintenfisch

300 g geschälte Garnelen

400 g Miesmuscheln

200 g rote, grüne und gelbe Paprikaschoten

1/8 l Weißwein

1/2 l Hühnersuppe

Petersfisch
mit Mandeln

• für 4 Portionen

600 g Petersfischfilet

100 g Mandelblättchen

1 Knoblauchzehe

*Thymian, Estragon,
Basilikum, Rosmarin*

Salz, Pfeffer

glattes Mehl

2 EL Olivenöl

etwas Butter

1 Knoblauchzehe schälen und in Scheiben schneiden, die frischen Kräuter hacken.

2 Petersfischfilet trockentupfen und durch das Mehl ziehen, mit Kräutern, Salz, Pfeffer und Knoblauch würzen.

3 Olivenöl in Teflonpfanne erhitzen, Filets darin goldbraun braten, dann herausnehmen. Im Bratrückstand Butter erhitzen, Mandelblättchen hellbraun rösten und die Fischfilets damit übergießen.

4 Auf Teller gefällig anrichten und als Beilage knackige Blattsalate mit Balsamicodressing servieren.

Seeteufel
in Koriander

1 Seeteufel in 3 cm große Würfel schneiden, Knoblauchzehen schälen und hacken, Paprikaschoten und Fleischtomaten würfelig schneiden, Peperoni sehr fein schneiden.

2 1 EL Olivenöl in beschichteter Pfanne erhitzen, See-
teufelwürfel dazugeben und goldgelb anbraten, herausnehmen und zur Seite stellen.

3 Das restliche Olivenöl in der Pfanne erhitzen, Knoblauch,
Zwiebeln, Paprika und Peperoni kurz anbraten, Tomaten
und Gewürze dazugeben. Mit Kokosmilch aufgießen und
2–3 Minuten köcheln lassen.

4 Sauce abschmecken, Fischwürfel in die Sauce geben und
kurz ziehen lassen.

5 In Schalen anrichten und mit Koriandergrün bestreuen.

- für 4 Portionen

800 g Seeteufelfilet

3 Knoblauchzehen

*150 g rote
Paprikaschoten*

150 g Fleischtomaten

1 kleine Peperoni

3 EL Olivenöl

*1 TL gemahlener
Koriander*

300 ml Kokosmilch

*3 EL gehacktes
Koriandergrün*

Salz, Pfeffer

TIPP
Als Beilage eignet sich Jasmin- oder Vollkornreis.

Thunfischsteak
auf Lauch-Champignongemüse

- für 4 Portionen

480 g Thunfischsteak

150 g Champignons

150 g Lauch

100 g italienische
Zwiebeln (weiße Schale)

1 TL Staubzucker

100 ml Weißwein

2 EL Olivenöl

250 ml klare
Gemüsesuppe

100 ml Schlagobers

Salz, Pfeffer aus der
Mühle

Thymian

1 Knoblauchzehe

1 Thymianzweig

1 Champignons putzen, waschen und blättrig schneiden, Lauch waschen und in Scheiben schneiden, Zwiebeln schälen und in feine Streifen schneiden.

2 Das Gemüse in Öl anschwitzen, mit Staubzucker karamellisieren und mit Weißwein ablöschen. Gemüsesuppe angießen und langsam ziehen lassen. Obers dazugeben, würzen und aufmixen.

3 Thunfischsteak würzen, in Öl mit Knoblauchzehe und Thymianzweig je 2 Minuten auf beiden Seiten braten, zur Seite stellen und etwas ziehen lassen.

4 Thunfischsteaks auf Teller anrichten, mit Sauce beträufeln und servieren.

TIPP

Gemüsereis eignet sich gut als Beilage.

Vollkornpizza
„Frutti di Mare"

1 Knoblauch schälen und fein hacken, in Olivenöl leicht anschwitzen, Tomatenmark und -püree zugeben, aufkochen, mit Salz, Pfeffer, Zucker und Oregano würzen.

2 Mozzarella und Maiskolben in Scheiben, Artischockenböden in Stücke schneiden, grüne und schwarze Oliven klein hacken, Meeresfrüchte auftauen und abtropfen lassen.

3 Für den Teig alle Zutaten zu einem glatten Teig verkneten und an einem warmen Ort ca. 30 Minuten rasten lassen.

4 Danach vier Kugeln formen. Zu Pizzaböden ausrollen und mit Tomatensauce bestreichen, mit Meeresfrüchten, Oliven, Maiskolben, Artischocken belegen, mit etwas Olivenöl beträufeln.

5 Im vorgeheizten Backrohr bei 200 °C etwa 15–20 Minuten backen.

6 Mit frittierten Basilikumblättern garnieren.

● für 4 Portionen

60 g Tomatenmark

1 Knoblauchzehe

300 g geschälte Tomaten aus der Dose (püriert)

1 TL Zucker

Salz, Pfeffer, Oregano

300 g Mozzarella

4 Artischockenböden (Glas)

120 g Maiskolben (Glas)

50 g grüne Oliven ohne Kerne

50 g schwarze Oliven ohne Kerne

500 g Meeresfrüchtemischung (tiefgekühlt)

frittierte Basilikumblätter

Pizzateig:

200 g Vollkornmehl

200 g Weizenmehl

1 TL Salz

20 g Hefe

200 ml Wasser

1 EL Olivenöl

Wallerfilet
auf Birnen-Karottengemüse

- **für 4 Portionen**

600 g Wallerfilet

200 ml klare Gemüsesuppe

500 g junge Karotten

2 kleine Birnen

2 TL Staubzucker

4 EL Olivenöl

Salz, Pfeffer

Kerbel

1 Die jungen Karotten schälen und das Grün bis auf 2 cm wegschneiden, die Birnen schälen und in Spalten schneiden.

2 Karotten in Olivenöl mit Staubzucker karamellisieren und mit Gemüsesuppe ablöschen. Birnen dazugeben und mitdünsten.

3 In einer beschichteten Pfanne Öl erhitzen und gewürzte Wallerfilets jeweils zwei Minuten von beiden Seiten kross braten.

4 Gemüse auf Teller verteilen und Wallerfilets darauf setzen, mit Kerbel garnieren und servieren.

Abbildung auf Seite 73

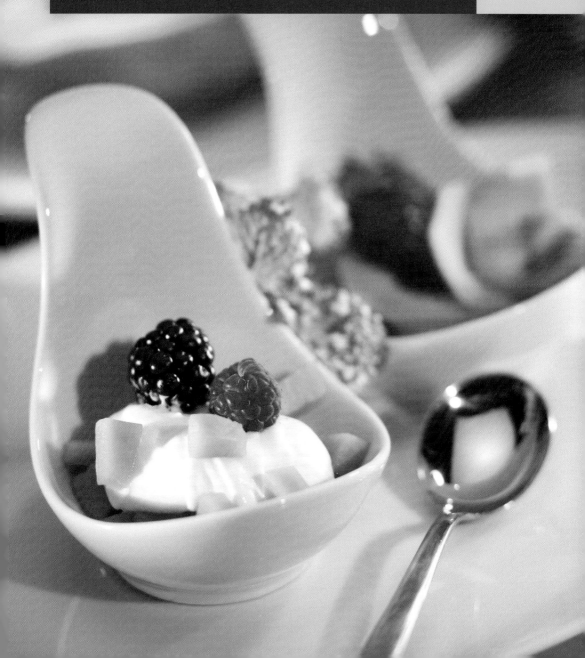

Desserts

Apfelmüsli
mit Kleiejoghurt

- für 4 Portionen

4 säuerliche Äpfel

2 EL Zitronensaft

1 Prise Zimt

1/2 l Joghurt

*6 EL Vollkorn-
Haferflocken*

*1 EL gehackte
Haselnüsse*

1 EL Rosinen

80 g Dörrzwetschken

Minze zum Garnieren

1 Äpfel waschen und raspeln, mit Zitronensaft, Zimt und Joghurt verrühren.

2 Vollkorn-Haferflocken, Haselnüsse, Rosinen und gehackte Dörrzwetschken darunter mischen.

3 In Schalen anrichten und mit Minze garnieren.

Beeren-Panna cotta

1 Gelatine in kaltem Wasser einweichen.

2 2/3 der Waldbeeren mit Zucker und Zitronensaft mixen. Etwas Püree erwärmen, ausgedrückte Gelatine darin auflösen und restliches Püree dazugeben.

3 Letztes Drittel von den Beeren unterheben. Masse halbvoll in Förmchen füllen und ca. 2 Stunden kalt stellen.

4 Für die Panna cotta-Creme Gelatine in kaltem Wasser einweichen, Obers mit Panna cotta und Honig verrühren, mit der Vanilleschote aufkochen und vom Ofen nehmen. Ausgedrückte Gelatine darin auflösen und die bereits kalt gestellte Beerenmasse damit auffüllen.

5 Etwa weitere 2 Stunde kalt stellen. Anschließend auf Teller stürzen und mit frischen Waldbeeren und Melissenblättern garnieren.

● für 4 Portionen

Beerenpüree:

400 g Beerenmischung (tiefgekühlt)

5 Blatt Gelatine

80 g Zucker

Saft von 2 kleinen Zitronen

Panna cotta-Creme:

3 Blatt Gelatine

125 ml Kaffeeobers

125 g Panna cotta

1 Vanilleschote

30 g Honig

Dekoration:

200 g frische gemischte Waldbeeren (Himbeeren, Heidelbeeren, Erdbeeren, Brombeeren)

Melissenblätter für Dekoration

Fruchtsalat
mit Naturjoghurt

- für 4 Portionen

200 g Äpfel
(Cox Orange)

200 g Birnen

200 g Bananen

je 50 g getrocknete
Ananas und Marillen

100 g Orangen

2 EL brauner Zucker

100 ml Multifruchtsaft

250 ml Natur-
joghurt (1 %)

Minzeblätter

1 Äpfel und Birnen schälen und in kleine Würfel schneiden, Bananen in Scheiben schneiden. Getrocknete Ananas und Marillen in kleine Stücke schneiden, die Orangen schälen und filetieren.

2 Früchte locker mit Multifruchtsaft und braunem Zucker mischen.

3 Mit Naturjoghurt und Minzeblättern garnieren.

Marillenknöderl
mit gerösteten Haselnussbröseln

1 Butter, Eier, Zucker, Topfen und Vanillemark zu einer feinen, cremigen Masse rühren. Weißbrotbrösel und Limettensaft dazugeben.

2 Für die Haselnussbrösel Butter oder Margarine in flacher Pfanne heiß werden lassen, danach geröstete Haselnüsse und Kristallzucker zugeben, durchrühren und vom Herd nehmen.

3 Marillen entkernen, mit Würfelzucker füllen, mit Topfenteig umhüllen und Knöderln formen. In das vorbereitete, kochende Wasser einlegen und ca. 10–12 Minuten zugedeckt ziehen lassen. Aus dem Wasser nehmen und in den Bröseln wälzen, mit Staubzucker bestreuen und mit Minzeblatt garnieren.

- *für 4 Portionen*

500 g trockener Topfen (20 %)

40 g Butter

2 Eier

80 g Feinkristallzucker

1 kleine Vanilleschote

250 g Weißbrotbrösel

Saft von 1 Limette

8 Marillen

8 Stk. Würfelzucker

Minzeblätter

Haselnussbrösel:

40 g Butter oder Margarine

60 g Feinkristallzucker

200 g geriebene Haselnüsse

Für das Knödelwasser:

1/8 l Rum

1/2 l Apfelsaft

Zucker, Wasser

Melissenbowle
mit Pistazienkrokant

für 4 Portionen

250 ml Trocken-
beerenauslese

1 Bd. Zitronenmelisse

250 ml Wasser

100 g Zucker

1 Vanilleschote

Saft und Schale
von 1 Limette

250 g Mango

250 g Heidelbeeren

15 Melissenblätter

70 g geschälte Pistazien

50 g Kristallzucker

100 g Schlagobers

1 Mango schälen und in Stücke schneiden, Melissenblätter in Streifen schneiden.

2 Wasser mit Zucker und Vanilleschote leicht kochen und auskühlen lassen. Limettensaft, Wein, Limettenschale, Zitronenmelisse ca. 24 Stunden einweichen und kalt stellen.

3 Dann durch ein Sieb seihen und mit geschnittenen Melissenblättern, Heidelbeeren und Mangostücken 3 Stunden marinieren.

4 Pistazien und Zucker langsam erhitzen, bis der Zucker braun ist, auf ein Backtrennpapier geben und auskühlen lassen.

5 Grob reiben und mit geschlagenem Obers vermengen. Bowle in vorgekühlte Gläser füllen, mit Obers und gehackten Pistazien garnieren und servieren.

Naturjoghurt-Creme
mit Limetten und Himbeeren

1 Orangen schälen, filetieren und den austretenden Saft auffangen.

2 Joghurt, Orangen- und Zitronensaft, Grand Marnier und Zucker in einer Schüssel mit dem Mixer aufschlagen und in vorbereitete Dessertgläser füllen.

3 Die Orangenfilets und Himbeeren darauf setzen.

4 Limette in dünne Scheiben schneiden, auf die Joghurt-creme geben und mit Zitronenmelisse garnieren.

TIPP

Vorbereitung der Cocktailgläser: Rand der Cocktail-gläser in Orangensaft und dann in Zucker tauchen, sodass ein Zuckerrand entsteht.

* für 4 Portionen

60 g Naturjoghurt

3 EL Grand Marnier

Saft von 2 Zitronen

2 Orangen

1 unbehandelte Limette

200 g Himbeeren

100 g Kristallzucker

Zitronenmelisse

Papayasalat
mit Mascarponecreme

* für 4 Portionen

500 g Papaya

Saft von 2 Orangen

400 g Magertopfen

100 g Mascarpone

Bourbon-Vanillezucker

1 TL abgeriebene Schale von 1 unbehandelten Zitrone

100 g frische Waldbeeren

1 Papaya schälen und in kleine Stücke schneiden.

2 Papayastückchen mit der Hälfte des Orangensaftes vermischen.

3 Topfen, Mascarpone, restlichen Orangensaft, Vanillezucker und Zitronenschale mit dem Handrührgerät glatt rühren.

4 Marinierte Papaya in Schälchen anrichten, mit Mascarponecreme überziehen und mit frischen Waldbeeren garnieren.

Abbildung auf Seite 85

Rhabarber-Granité
mit Zitronenmelisse

1 Rhabarberstangen schälen und in 3 cm große Stücke schneiden.

2 1/4 l Wasser in einer Kasserolle zum Kochen bringen, Zucker und Rhabarber dazugeben und weich garen.

3 Saft einer halben Zitrone und Rhabarber durch ein feines Sieb streichen, Sekt dazugeben und das Rhabarberpüree in den Tiefkühler stellen.

4 Während des Gefrierens immer wieder durchrühren und kurz vor dem Servieren etwas Melisse untermengen.

5 In gekühlten Gläsern anrichten und mit Melisse garnieren.

• für 4 Portionen

750 g Rhabarber

60 g Kristallzucker

1 Zitrone

1/4 l Sekt

1 Bd. Zitronenmelisse

Waldbeerenschmarren

- für 4 Portionen

3 Eier

30 g Maisstärke

40 g Kristallzucker

1/4 kg Magertopfen

6 Eiklar

80 g Kristallzucker

*250 g gemischte
Waldbeeren*

Rum

Saft von 1 Zitrone

1 Topfen mit Zucker, Eiern, Maisstärke, Rum und Zitronensaft schaumig rühren.

2 Eiklar mit Kristallzucker cremig schlagen und die Topfenmasse unterheben, Beeren vorsichtig beigeben.

3 Butter in beschichteter Pfanne erhitzen, Masse einfüllen, anbacken, umdrehen und im Rohr bei 160 °C ca. 12–15 Minuten fertig backen.

──TIPP

Als Beilage eignet sich Himbeer- oder Vanillesauce.

Diaetologen empfehlen:

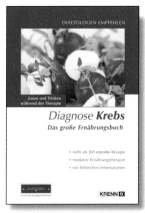
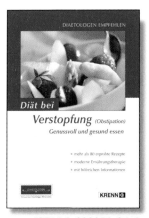
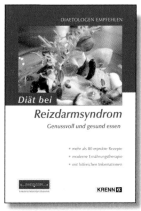
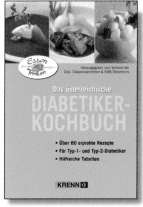
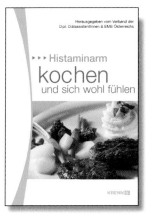
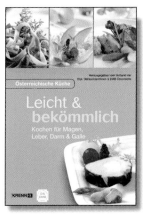
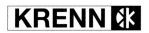

Aus unserem Programm:

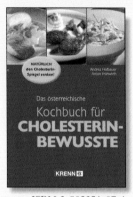
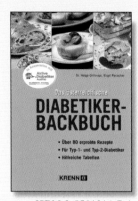
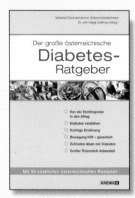
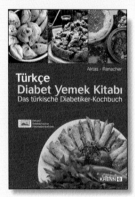
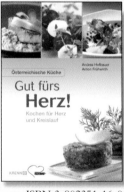
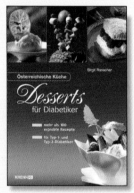
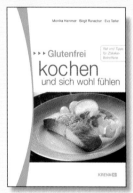
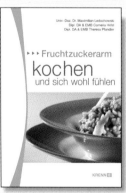
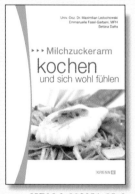